除了野蛮国家，整个世界都被书统治着。

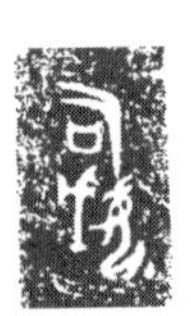

司母戊工作室
诚挚出品

我们为什么睡不着

Why Can't We Sleep?

[英] 达里安·利德（Darian Leader）——著
张雨珊——译

人民东方出版传媒
東方出版社

图书在版编目（CIP）数据

我们为什么睡不着 /（英）达里安·利德（Darian Leader）著；张雨珊译 . —北京：东方出版社，2020.11
书名原文：Why Can't We Sleep?
ISBN 978-7-5207-1709-0

Ⅰ. ①我… Ⅱ. ①达… ②张… Ⅲ. ①睡眠—研究 Ⅳ. ① R338.63

中国版本图书馆 CIP 数据核字（2020）第 188780 号

著作权合同登记号 图字：01-2020-4532号

我们为什么睡不着
（WOMEN WEISHENME SHUIBUZHAO）

作　　者：［英］达里安·利德（Darian Leader）
译　　者：张雨珊
策　　划：王若菡
责任编辑：王若菡
装帧设计：泪　呆
出　　版：东方出版社
发　　行：人民东方出版传媒有限公司
地　　址：北京市朝阳区西坝河北里 51 号
邮　　编：100028
印　　刷：北京市大兴县新魏印刷厂
版　　次：2020 年 11 月第 1 版
印　　次：2020 年 11 月第 1 次印刷
开　　本：880 毫米 ×1230 毫米　1/32
印　　张：8.25
字　　数：150 千字
书　　号：ISBN 978-7-5207-1709-0
定　　价：59.80 元
发行电话：（010）85924663　85924644　85924641

目录

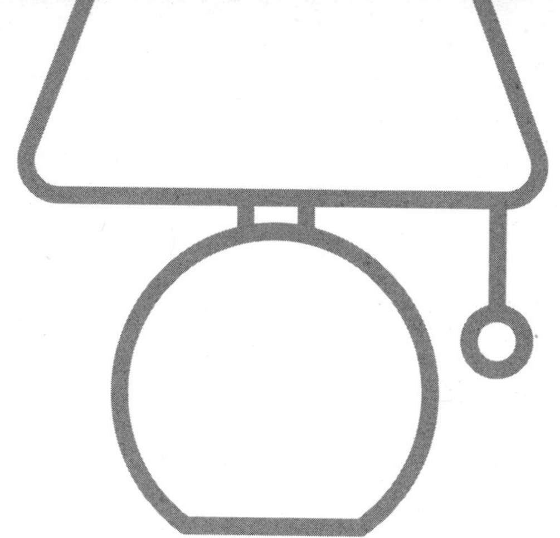

01

待价而沽的睡眠

WHY CAN'T WE SLEEP？

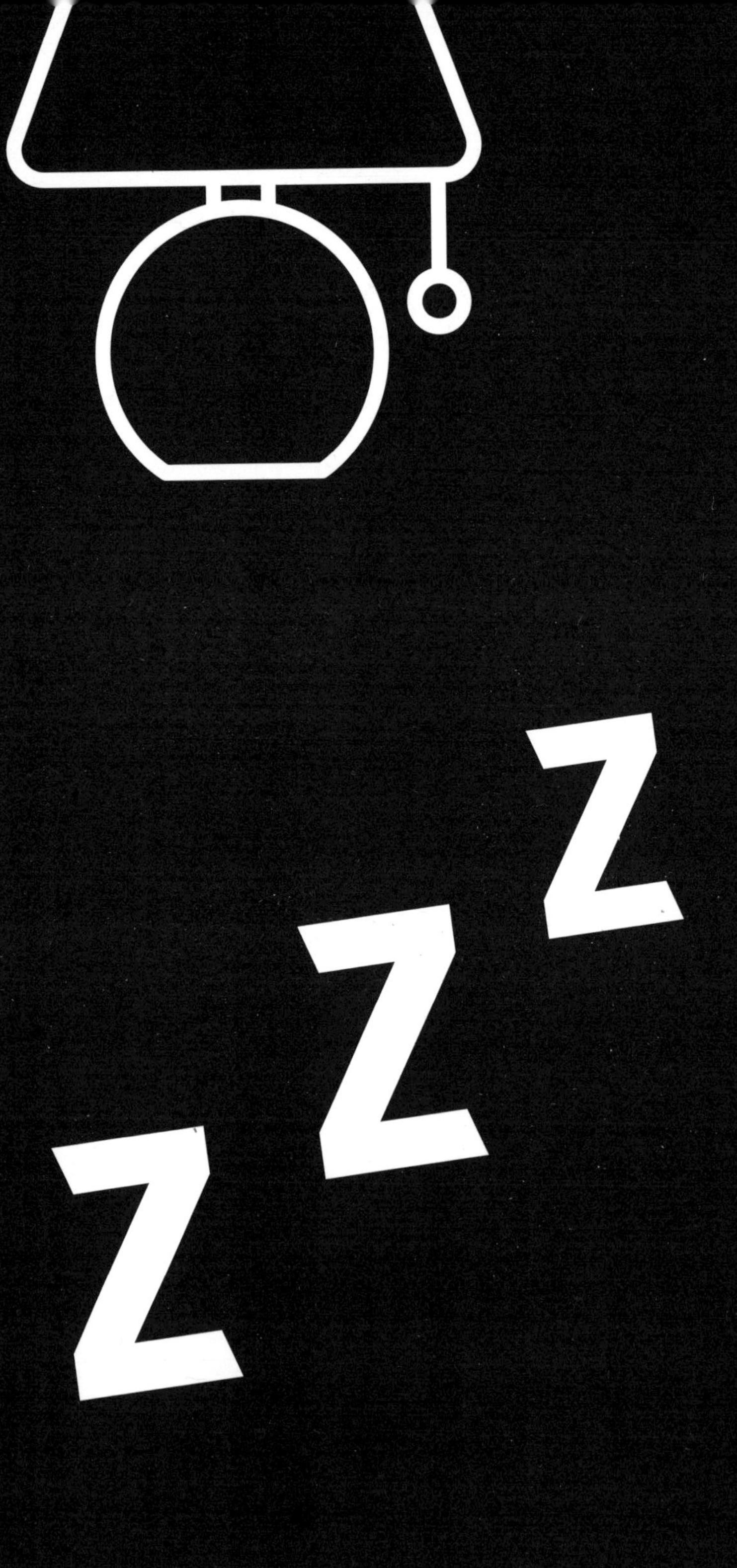
Z
Z
Z

越是追求睡眠，越是睡不着

弗洛伊德在《梦的解析》(*The Interpretation of Dreams*)里说：“我是个很会睡觉的人。”但不是每个人都像他这么幸运。至少三分之一的成年人睡眠不足，安眠药也在过去的几十年里销量飙升。睡眠诊所曾经罕见，如今却成了各大医院的热门科室。在美国，你甚至可以在商场和水疗中心里找到它。人们为了能睡着而吃安眠药，也为了第二天能按时起床而吃安眠药，就好像许多人在白天依赖咖啡和能量饮料来保持清醒一样。曾经只是自然状态的睡眠如今成了需要奋力争取还不一定能到手的商品。

报纸、网站和电视节目几乎每天都在推出关于睡眠的新题材：我们需要多少睡眠，如果睡不够会怎样，疲惫的工人会让经济受损多少。就像发现了一堆新魔法石一样，睡眠专家每天把自己的建议和观点广而告之。焦虑、悲伤、失败，这些基本的人性特质如今却变成了睡眠不足的后果。我们不再将失眠看作因抑郁而产生的状态，而是把因果倒置：我们睡不着，所以抑郁了。

几百年以前就已被人们熟知的睡眠常识，如今却被营销成了前沿科学。我们在 19 世纪就研究过睡眠和记忆的联系，现在又旧事重提，就好像那些理论刚刚才被发现。诚然，知识的新鲜感会随着时间消退，但我们需要发问：为什么现在人们开始重新关注这些了？是因为我们迫不及待地想找到针对人类痛苦的普适性解释，于是转向了一个永远得不到答案的方向吗？还是因为我们身处的数字时代酿造出了新型失眠传染病？

躺在床上的时候，电子邮件、短信、社交软件的消息提醒也在悄然堆积，外界的呼唤无穷无尽。许多人在睡前看手机，甚至睡到一半的时候也要看看，然后睡醒起来第一件事又是看手机。睡眠知识告诉我们，电子屏幕产生的蓝光会影响入睡，但显然，影响更大的是那些外界的呼唤。我们没法松懈。别人有事要告诉我们，有东西要给我们看，有问题要问，我们有任务要完成，没完成的话又会有人来提醒。我们现在的睡眠就像是手机上的“睡眠模式”，并没有真正关掉，而是随叫随醒。

“把自己关掉”是不是成了新的当务之急？讽刺的是，这一问题的根源就在于我们的任务太多了。长得不见尽头的待办列表让我们失眠，而睡觉却又成了表单上的一个新任务。这就像通过电流向灯泡发出指令，让灯泡熄灭。我们身处信息和待办事项的大潮中，信息一方面让潮水上涨，一方面又想让潮水平息。以前，有权有势的人想要静静心，就会去水疗和健康中心；而现在，睡眠本身已被营销成了平心静气的私人会所。

这件事有利可图。水疗中心毕竟只为少数富人开放，但睡眠却是不分贫富贵贱的。床垫广告本来是奢侈品，现在却出现在随处可见的插播广告和网页推送里，助眠产业一年的产值就达到了 767 亿美元。20 世纪 50 年代，爱丁堡大学有研究称，使用木板或是豪华弹簧床垫对睡眠时间并没有影响。然而现如今，一块平平无奇的长方形垫子已经成为进入梦乡的过路费。

巨大的睡眠压力孕育了急速发展的床垫产业。就像媒体不停告诉我们该吃什么、该怎么锻炼，现在它们开始指导我们该怎么睡觉、什么时候睡觉。各种“睡眠规范”传播得越广，与其不一致的睡眠方式就越是被视为“障碍”或“疾病”。几十年前，睡眠障碍只有几种，而现在已超过了 70 种。睡眠障碍的种类越多，治疗方法、专家、随之而来的收益也就越多。

量化睡眠

被遗忘的事情既显而易见，又很难察觉。那些人教我们怎么睡觉，却不告诉我们怎么去遵从教导。在阅读了一篇介绍 8 小时睡眠对健康的重要性，以及睡足 8 小时的方法的文章之后，正确睡觉的压力不是会使我们更难睡着吗？这正是失眠一直以来告诉我们的道理：我们越努力入睡，努力入睡的想法便会使我们越清醒。然而，这个世界正在逼着我们健康生活，让我们管理好身体，竭尽所能睡熟睡好。

我们一醒来就迫不及待地计算，自己成功睡了几小时。如果你相信人类进化论，那么这一画面会令你警醒：几个世纪以前的这个钟点，人们可能早就起床开始一天的工作了，而现在我们还在看表，照着标准来计算自己的睡眠时间。标准越多，不达标的可能性也就越大。我们一向拥抱和鼓励的多元文化在睡觉这件事上不复存在了，睡眠时间的个体差异现在被叫作“睡眠障碍”。因此，许多人刚一醒来就经历了一场失败，他们新的一天是从自我批评开始的，心中担忧着这场失败将会怎样影响到自己一整天的生活。

当代“健康布道”炼出的自责和自我救赎，神奇地与教堂曾经在历史上扮演的角色交相呼应。在当代社会，人们根据从西方世界的主导信仰体系——生物医学中学到的知识，来决定自己生活和思考的方式，这就像是教规用特定的行为准则和价值判断塑造精神和肉体，直接影响人们的生活方式一样。我们该吃多少水果、该怎样锻炼、该怎样睡觉，这些都在健康布道的涵盖范围之内。教会计算罪行和过失，我们则清算吃了多少水果、大腿肌肉、步数和睡眠时间。

就像神学家们会无休止地争论心灵的量化是否有效一样，如今，人们经常重新定义健康的维生素摄入量、水果摄入量、睡眠时间、胆固醇和血压值。无论这些更改是否有效，它们都证实了人们想用数字定义身体的基本愿望。谁不希望能有一个固定的数字作为健康与疾病、对与错的分界线呢？有一种假设说，用数字定义身体可以使理论具有某种真实性，尽管我们心知肚明：数字总是会被质疑或修改的。

有研究告诉我们，要吃 5 片蔬菜和水果；过了几年，又有新研究告诉我们要吃 10 片。然而 5 和 10 之间的差别还是挺大的。科学和医学的历史都充满了大型反转，从宇宙的寿命到暗物质的数量，再到神经胶质细胞与神经元的比率，所有这些都增加了不止两倍。但如此重要的修改却很少撼动人们对现代科学的信仰。不过，请你现在想象一下：如果睡眠科学家告诉我们 8 小时睡眠是错的，我们实际上每天需要 16 小时的睡眠……

神奇的数字 8

8 是一个神奇的数字。它既可以整除 24，又和睡眠有着长达几个世纪的关联。迈蒙尼德（Maimonides）和阿尔弗雷德大帝（Alfred the Great）都倡导过这一理念。后者著名的蜡烛时钟将一天分为三部分，三分之一用于阅读、写作和祈祷，三分之一用于处理国家事务，三分之一用于“身体的更新”。但是，就像 16 世纪的一位医生所写的那样：“古代医生认为，对于每个人来说夏天睡 8 小时、冬天睡 9 小时就够了，但我认为睡眠取决于个人脾性。”在过去，我们一直承认睡眠这件事存在着个体差异；然而到了最近，一刀切的数字化标准塑造并加重了我们的担忧。

8 小时不仅是睡眠的基本要求，这个数字还可以拿来卖床垫。如作家乔恩·穆阿莱姆（Jon Mooallem）所言，床垫曾经只是“无名的白色长方块”，如今却成了“全面养生保健机”。以前没有人会大费周章地定期更换这些笨重的厚垫子，现在我们却有了定期更换的压力——每 8 年一换！这个不可或缺的入睡条件把数字 8 和营销紧紧联系起来。以前，我们是因为累了所以准备睡觉，现在则可能会因为准备睡觉而筋疲力尽。数字 8 本来代表着睡一个好觉，现在则成了某种条件反射的一部分，提醒着我们该买新床垫了。

在当今的睡眠科学中，这一条件反射既被充分开发，又被神奇地忽视。例如，书籍和文献中说，酒精的不良作用以及睡前饮酒的习惯会影响睡眠。那么，爱喝酒的人在喝酒和睡觉之间建立起来的条件反射又怎么说呢？一方面，科学家完全忽略了这一条件反射是有益的；另一方面，他们又鼓吹针对失眠的认知疗法，而该疗法恰好也是基于条件作用的。这类心理疗法会在特定的行为模式和睡眠之间建立联系，以此治愈了不少人。

20 世纪 50 年代的生理卫生书籍中说，每个人都需要 8 小时的睡眠；而 60 年代备受欢迎的科学指南则与睡眠学家威廉·德门特（William Dement）抱有相同的观点，认为 8 小时的说法是“谬误”，对其大加奚落。两位研究睡眠的美国作家在 1968 年指出：“有太多因素共同决定了个体的睡眠时长与深度，医生不可能要求每个患者都具有同样的睡眠时间和入睡速度，不可能让他们‘按照标准定量入睡’，也不可能把这种期望变成常规治疗方案。也许有人会说，过度担心睡眠问题及其个体差异其实是一种同时困扰着患者和医生的症状，在某种程度上，这和失眠本身一样严重。”这两位作家坚信，如果每个人都可以在“愉快的忘却”中度过夜晚的时光，就不会再有人相信 8 小时睡眠律了，然而“愉快的忘却”恰恰是当今的许多睡眠保健专家所提倡的。

如果你没睡足 8 小时，或者你陪伴家人、完成工作任务时觉得精力匮乏，再或者你感觉身心俱疲、动力不足、注意力不集中，药品公司的广告就会告诉你，这一切都是因为你有睡眠障碍，需要吃药。但是，正如睡眠历史学家马修·沃尔夫－迈耶（Matthew Wolf-Meyer）所观察到的那样，这些症状难道不是现代生活的常态吗？数百年来，人们的生活难道不是一直都这样吗？床垫公司的广告开门见山地询问观众，是否发现自己白天无法集中注意力，记不住事情，说话时翻来覆去。但广告不会告诉你，这只是由于漫长的通勤、工作时必须保持积极状态等一系列现代生活的普遍压力造成的。广告只会告诉你：你睡的床垫太差了。

当代都市社会中的大多数人都睡眠不足。但是，人们没有看到这一现象背后的社会经济负担和内在精神痛苦，反而不断制定新的睡眠标准，重新定义人类的困境。我们健忘、做事情失败，那是因为我们没能养精蓄锐、睡个好觉。所以我们从起床开始就不高兴。最著名的关于遗忘的历史故事里，阿尔弗雷德大帝为了逃离维京人的追杀，躲到了一个农夫的家中。农妇在做家务时让阿尔弗雷德大帝帮自己看着蛋糕。阿尔弗雷德大帝心不在焉，等农妇回来时发现蛋糕已经被烤成脆煎饼了。是不是过不了多久，就会有睡眠保健专家声称阿尔弗雷德大帝的疏忽实际上是因为他没有遵循自己提出的 8 小时睡眠律了？如果能睡够，他就会表现得更好，离开英格兰时就不会带着烤焦蛋糕的遗憾，害得《大英烤焗大赛》（*The Great British Bake Off*）节目至今还在努力试图挽救这个错误。

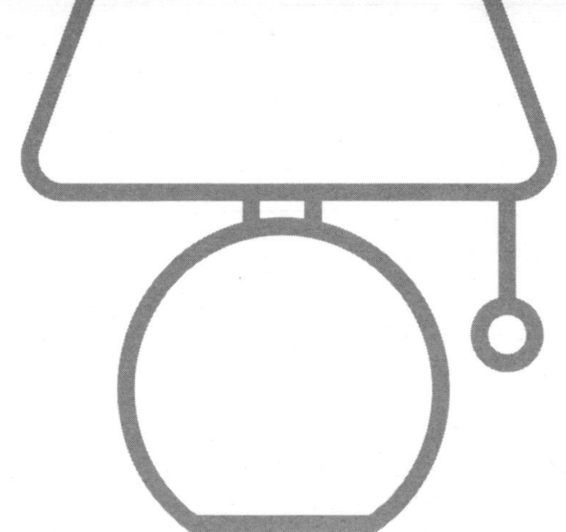

02

什么是失眠

WHY CAN'T WE SLEEP？

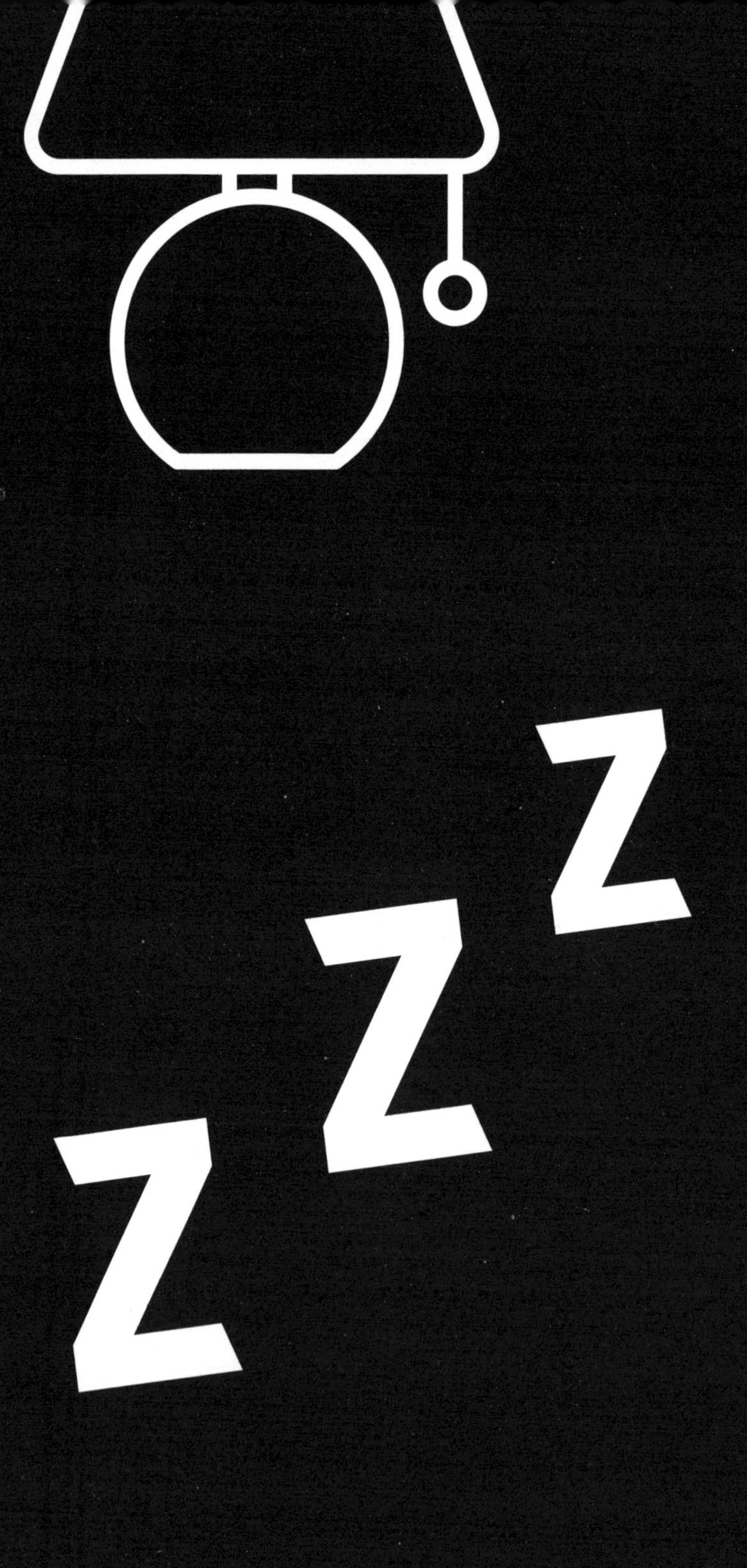
Z
Z
Z

睡眠科学的兴起

睡眠科学在 19 世纪末形成，因第一次世界大战中断，在 20 世纪扩大范围，自 20 世纪 60 年代之后迅速发展。人们利用测量大脑中电势的脑电图技术划分出了睡眠期间神经活动的不同阶段，但目前还没有理论能够充分解释不同的阶段分别代表什么。20 世纪 50 年代初期，快速眼动阶段（REM）与做梦之间的联系得到广泛传播，大量新的研究和资金投入其中。但到了 80 年代初，做梦已不再是研究的中心，科学家们将重点从心理现象转移到看似纯粹的生理现象，着重研究生物钟、睡眠和失眠的神经基础和神经化学基础，以及睡眠呼吸暂停（睡眠期间暂时的呼吸中止）及其治疗。

当今，睡眠科学显然已经成为一个复杂的领域，有许多不同的研究分支。然而当我们将其与早期研究进行比较时，发现了两个突出的特征。

首先，睡眠已从一种个人经验转变为客观的外部对象。当今的睡眠学术期刊不会引用患者的话，而且“失眠”这一标签也同患者对自身体验的描述关系不大了。历史学家肯顿·克罗克（Kenton Kroker）把自己对睡眠科学的研究作品命名为《他人的睡眠》（*The Sleep of Others*），以强调睡眠是如何逐渐从个体手中被夺走，并转变为一种新的人工制品，在不加自省的情况下受到操纵和剖析的。

其次，20 世纪 20 年代后期，睡眠研究在经济市场上的角色变得更为重要了。研究曾经是（接下来也会）由商业集团和军方资助的，他们的目的是最大限度地提高工人和士兵的效率和生产力。“一个睡眠单位”是一个较新的概念，历史学家告诉我们，这个概念在一两百年前才被提出。所谓的“睡眠规范”在工业革命期间及其后流传开来，这也和 19 世纪 40 年代开始实施工作日制度有关。

在许多西方社会中，工人们一开始的日工作量是 12 ～ 16 小时，20 世纪之后才逐渐变成 8 小时。相对而言，每天 8 小时的工作量依然是一种奢侈品，因为世界上大多数人的日工作量都要更多。工作和休息的时间并非基于众人福祉，而是基于新科学技术带来的工业需求和生产过程。马不停蹄地劳动成了工人不得不达到的理想状态。

石油和钢铁等行业的发展需要 24 小时不间断的生产，也因此需要睡眠充足的工人的有效劳动。随着行业的扩张，最短的睡眠时间被细细算出，睡眠被量化为工作的附属品。20 世纪公认的睡眠科学奠基人纳撒尼尔·克莱特曼（Nathaniel Kleitman），在 1939 年发表了他的学术研究《睡眠与觉醒》（*Sleep and Wakefulness*），然后又在流行杂志《美国商业》（*American Business*）上进行了跟进总结。他在芝加哥大学的研究得到了大量资助，因为赞助商们不遗余力地想要培养出效率更高的工人。当地的肉类企业斯威夫特公司（Swift and Co.）出资 10 000 美元让他给 5 周大的婴儿喂牛肉泥，以证明婴儿的胃里填满牛肉时会睡得更好。

操纵和设计睡眠不是为了改善人们的生活，而是为了提高生产力；而军队的目的则是训练睡眠时间尽可能少但依然能够保持清醒的士兵。越南战争期间，美军大量派发安非他明来让部队保持清醒。到了后来，他们又开展了“辅助性持续表现”项目，试图通过药物和电刺激暂时消除睡眠需求。如今，许多睡眠科学家乐于收下此类赞助商的支票，为银行高管举办研讨班，讲授休息和睡眠的最佳方式。而等级稍低的员工和外包劳动力则不太可能享受得到这些。

连最无私、最善意的睡眠研究都变成了提出“最佳绩效”基线的途径，就好像人类说到底不过是一群必须尽可能多干活的工人。如果没睡够 8 小时，你就达不到绩效；只有睡好觉，你才能完成足够的体力和脑力劳动。人们不相信其实达不到绩效也是正常的。

主观时间与钟表记录的时间

失眠症患者善于把睡眠从个人经验中分离出来。把你接上电线，记录你的脑电波、呼吸、心率、眼动和肌肉活动，技术人员可以证明，尽管你抱怨自己只睡了3小时，但实际上你睡了5～6小时。如果在家中用电子设备进行记录，可能也会得到类似的结果。这表明，我们实际醒着的时间远远少于我们的想象。但是，这里谈论的是两个截然不同的时间概念。

电子设备并没有考虑到时钟所记录的时间与人们感受到的主观时间之间的差异，它们无法记录一个人感觉自己醒了多久。睡眠学家微笑着告诉我们，失眠症患者总是会高估自己醒着的时间。但这种说法不对，因为这两个度量标准是根本不能互相比较的。失眠症患者可能会被劝导说，当他们以为自己醒着的时候，实际上已经睡着了，只是在某些睡眠阶段，他们会频繁出现微觉醒的状态，于是产生了感知上的误会。这只是为了掩盖问题。睡眠学家并没有测量主观时间的工具，因为根据定义，主观时间就是我们对时间的体验，一分钟可能会感觉像是一小时，而几小时可能感觉就像是永无止境。那些听起来很科学的标签，如“错误睡眠知觉”，只是科学家们无能的表现。失眠症患者和睡眠学家所说的“睡眠”并不是同一种东西。

一位做了好几年咨询的患者描述了自己不断拜访各位医生和睡眠专家的经历。最后他终于得以在睡眠实验室里睡了一晚，实验人员告诉他，他睡了大约 6 小时，曾经让他绝望的似乎无穷无尽的黑夜不见了。然而，得知这一点对他帮助不大。他非但没觉得释怀，反而又添了一层焦虑。随着他表达出自己的感受，真相也渐渐变得清晰起来。原来对他而言，重要的并不仅仅是能睡着，而是有人能够看到他的失眠状态。他由单身母亲抚养成人。10 岁的时候，母亲开始与一名男子交往。他经常清醒地躺在床上，害怕听见母亲和那人做爱的声音。对于他来说，一片安静比外面的噪声更加恐怖，因为他觉得那份安静随时可能被打破。

躺在床上的时候，他会尽量压抑脑海中的攻击性想法，与这些想法保持距离。他也会因为对本应深爱的母亲隐藏着消极的情绪而自责。当他终于离家求学后，睡觉变得轻松容易了一些。几年后，他新交往的伴侣带着与前任的儿子搬来与他同住，他又开始失眠。现在，他童年时代的三角关系重新建立起来了：一个男人和一个女人睡在一起，一个孩子躺在隔壁房间的床上。

他感受到痛苦冗长的时间，不同于钟表所记录的时间，也并不是能用分钟和小时划分的时间，而是等待着可怕声响突然出现的漫长时间。这是一种与自己的想法独处、在狂怒和自责中摆动的时间。似乎没人关心他的感受，也没人承认因为他的母亲有了新男友，当时的他正处于一个极为可怕的新环境中。更要命的是，这对新人身边的每一个人都很开心。所以他更加觉得自己有义务与众人共同庆祝这一改变。当年的他觉得自己就像躺在无尽的地狱，在多年之后的咨询中，这一感受如今终于被认可了。

寻找失眠的解释

那些重视测量忽视倾听的学科从未提出过关于睡眠问题的统一解释。在谈话心理治疗中，很少有人将失眠作为前来咨询的首要问题，尽管睡眠问题往往会在之后的治疗中凸显出来。在上文提到的案例中，我给当事人做了几个月的咨询之后才得知他的睡眠问题。既然失眠这么让人痛苦，为什么没人愿意指出自己的这一问题呢？是因为我们需要正确的指引才能谈论它吗？还是恰恰相反，我们对失眠的回避其实自有道理呢？

对于儿童来说，睡眠困难是更加显而易见的，或许因为孩子睡不着时会把父母叫醒，于是用不着孩子自己提出，父母就会来寻求帮助。我们通常发现，孩子无法入睡是因为对死亡或身体的过度关注。他们会说："我怎么能睡着呢？万一我再也醒不过来了怎么办？"在刚刚得知死亡就像是"久久睡去"时，孩子通常都会有这种表现。甚至在20

世纪初期，一篇孩子们常见的睡前祷告中就有“如果我在醒来之前死去”这样的话。另外，当孩子刚刚停止使用尿布时，对于弄脏床单的恐惧也会影响睡眠。尿床，这个曾经“最普遍的儿童睡眠障碍”，可能因此引起自身的继发“障碍”。

豌豆公主的童话故事很好地呈现了这类精确而又暂时性的睡眠干扰。在这个故事里，可怜的主角因为床垫下的豌豆无法入睡，由此证明她是一名真正的公主。然而，故事无疑传达了潜在的性唤起信号：豌豆形状的物体让公主在夜间依然保持清醒，只有在处理了因感受到它而产生的兴奋或者由它而起的愧疚之后，公主才能入睡。果然，故事的结局是公主和王子结婚了，以后丈夫便会取代豌豆的位置。

各种各样的创伤经历不仅会让儿童失眠，也会让他们在恐慌中惊醒。一个 4 岁的女孩突然从床上坐起来尖叫，撕扯自己的胳膊，即使母亲冲过来抱住她也无济于事。这样的噩梦在童年早期并不罕见，危机在醒来之后依旧持续，抚养者提供的安抚在几分钟内也无法起效，就好像尽管孩子们睁着眼睛，梦里的创伤仍在他们身上发生着。在这个例子中，睡眠困扰的源头似乎是很清晰的：这个女孩曾经因事故住院两年，护士强行给她的双臂插管，令她恐惧而痛苦地尖叫。在后来的噩梦中，她似乎又回到了当时的场景，努力想把管子从自己的手臂上扯下来。

起因这样明确的睡眠困扰案例，更像是特例而非常态。不管有没有心理干预，睡眠困扰在儿童身上往往会轻松得到解决。如果家长的焦虑和孩子的问题混杂在一起，问题会变得困难一些，不过也无大碍。举个常见的例子：家长会检查睡着的孩子，确保孩子还在呼吸，尽管孩子已经好好地活到了 1 周岁。与之相似，家长或许会每分钟检查一次孩子的睡衣，以防有任何臭味或排泄物，就好像家长自己无法摆脱对于弄脏东西的恐慌。

我们一次又一次发现，儿童的睡眠症状会随着时间的推移而消失。因为儿童会创造其他方式来解决困扰自己的问题。玩耍、阅读、绘画、做白日梦和聊天，这些潜在的方式可以将儿童关于睡眠的恐惧和焦虑表达出来，或是将其符号化。儿童在 2 ～ 3 岁期间出现的睡前的仪式化习惯可能是他们对睡眠问题最明显的应对方式。他们似乎是想将重复和有序的行为置于自己心理和生理最脆弱的一点，也就是从清醒到睡着的过渡上。

失眠对于成人而言似乎更加复杂。尽管在某些情况下，突然出现的失眠显然与某个单一原因有关，解决了这个原因，失眠问题也就迎刃而解了。但是，在大多数情况下，失眠是一种慢性问题，有多个因素在共同起作用。失眠更像是一个吸收了许多不同问题的庞大症状。直接对失眠进行干预往往是徒劳的。而当失眠问题消退时，医生可能会报告说，患者并不是因为突然得到了什么启发或者领悟而不再失眠的，恰恰相反，这一切是回溯感知的结果。患者通常会在某一天说，自己莫名其妙地就能睡好了。

在上文提及的案例中，至关重要的一点是将失眠的开始与新的家庭三角关系联系起来，我们正是由此开启了对患者过去的探索之路。然而，这种领悟并没有立刻给他的睡眠带来奇迹般的改变。直到当事人努力解决与亲生父亲的关系问题时，改变才得以出现。他与父亲见面的次数用一只手就数得过来，并且他一直站在母亲这边，和母亲一同谴责这个看上去残酷无情的男人。当他得知父亲即将因绝症过世时，虽然有机会前去看望，但还是选择了不去。然而，父亲去世后，他开始怀疑自己当时的决定。母亲就一定是对的吗？自己难道不应该对这个“赐予我一半存在”的男人负有责任吗？

他被失眠掷入了可怕的夜晚空间，这是对他的惩罚，就好像他需要偿还因忽视父亲而欠下的债。这一案例清晰展现了几个共同影响睡眠的因素：在某种意义上，失眠产生于他童年时在夜晚不安地倾听母亲及其伴侣的声响，继而又进一步承担了其他功能，成了各种形式的痛苦、怀疑和悲伤的基质，盛放着他的自我指责和由此所带来的伤害。

如今，在一个重视规范性睡眠观点的社会中，对这些个体性失眠原因的敏感性正在变得越来越低。我们会被告知需要睡多久，也经常会被告知是什么让我们睡不着——从电脑产生的蓝光，到不良的睡眠时间安排，还有我们摄入的咖啡因。不可否认，这些信息中有一部分是有帮助的，一些广受推荐的心理疗法也的确有效。但是，我们失去了对个人生活的叙事，也无法阐明这些个人经验是如何变成了睡不着的根源。

顶着睡眠的压力去睡觉

在过去 10 年左右，一缕新的曙光出现了。尽管睡眠研究的重点仍然是生产率和功效，但也有越来越多的注意力转移到了睡眠不足对身体健康的影响上。癌症、心脏病、糖尿病和内分泌问题都与睡眠不足有关，心脏病曾经被称为“沉默的杀手”，现在这个头衔已经被睡眠不足夺走了。这些主张中有一些是极具说服力的，其研究也令人信服。但有趣的是，曾经的任务是要高效生产，而健康问题竟可以如此轻而易举地被叠加在这一曾经的任务上。

现在，活着已被视为一种个人选择，一种我们必须不断去履行的职责。因此，“存在”成了一项任务，或者是我们效能的产物，就像工作曾经扮演的角色一样。“尽可能多产出”和“尽可能活得更久”变得越来越像是同一件事，健康与疾病的区别也越来越接近对与错的区别。

因此，避免疾病和维持生命具备了一种道德价值。

睡眠保健专家宣称睡眠能让你保持苗条，降低你对食物的渴望，保护你免受癌症和痴呆症的侵害，降低心脏病、中风和糖尿病的风险，并使你更快乐、更诚实且不那么焦虑。他们还补充说，最棒的是，这些都是免费得来的好处。但问题是，免费只在一种情况下成立，就是你恰好不属于世界上 95% 的人口。这 95% 的人不得不挣扎着谋生，长时间工作，担心着自己的爱人和老板的要求，并且只能获得一些基础的便利设施。许多睡眠保健专家只是在给想要拥有特权的精英提供建议，这些人都有自己的卧室，卧室内配有敏感的温控设备，还有软件可以根据他们的昼夜节律调整环境，用人造的蓝光叫他们起床，以便让他们在早上感到更快乐、更充满希望。

但是，如果给穷人施加了像富人一样睡眠的压力，他们的睡眠会改善吗？拥有近 50 000 名员工的美国保险业巨头安泰保险公司（Aetna），让员工们佩戴睡眠追踪器，并基于数据给睡觉更多的员工发奖金。这看上去是件好事，但忽略了如果得不到奖金意味着什么，以及奖励制度带来的压力等人力成本因素。如果工人能够连续 20 天每晚睡 7 小时或更久，就能获得每晚 25 美元的奖金。这一奖励机制真正带来的，难道不是需要睡更久、赚更多钱、赚得和同事一样多，甚至在晚上也被老板监视着的压力吗？如果你有睡眠问题，别担心，睡眠追踪器会立马识别出你的失眠症，能让你健康睡觉的认知疗法也会瞬间出现在你的智能手机上。

在这个市场导向的未来，一些睡眠学家提倡在车里配备睡眠呼吸测定计，如果这个装置测出你没睡好或没睡够，就不会让你开动汽车。如果说有二分之一的成年人都睡眠不足这个论断是真实的，那么这一装置便足以缓解全球污染了。然而设计这种装置的人显然没有想过，如果车子发动不了，随之产生的愤怒和挫败会带来怎样的影响。尽管许多交通事故的确是由疲劳驾驶引起的，但是我们不该忽略这种强行不让开车的暴力，尤其是有时候一辆车对车主具有特别的意义。

让我们在此暂停一下，想一想与小时工作制相关的流行病学数据。启用夏令时的时候，钟表要调早一小时，而紧接着的那个周一早晨，车祸数量会显著增长。这究竟是由于人们少睡了一小时，从而疲惫得无法控制车辆呢？还是与之相反，因为人们提早醒来，觉得自己被抢走了宝贵的睡眠时间，从而加剧了愤怒、烦躁、挫败的心情？关于睡眠的方程式中，必须包含人类对时间变化的主观体验。

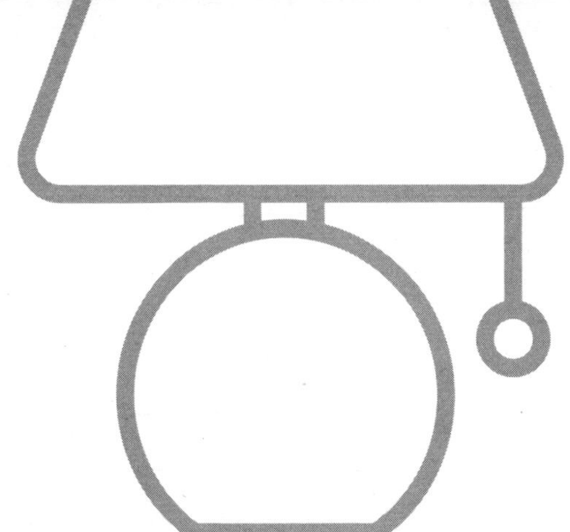

03

睡一觉还是睡两觉?

WHY CAN'T WE SLEEP ?

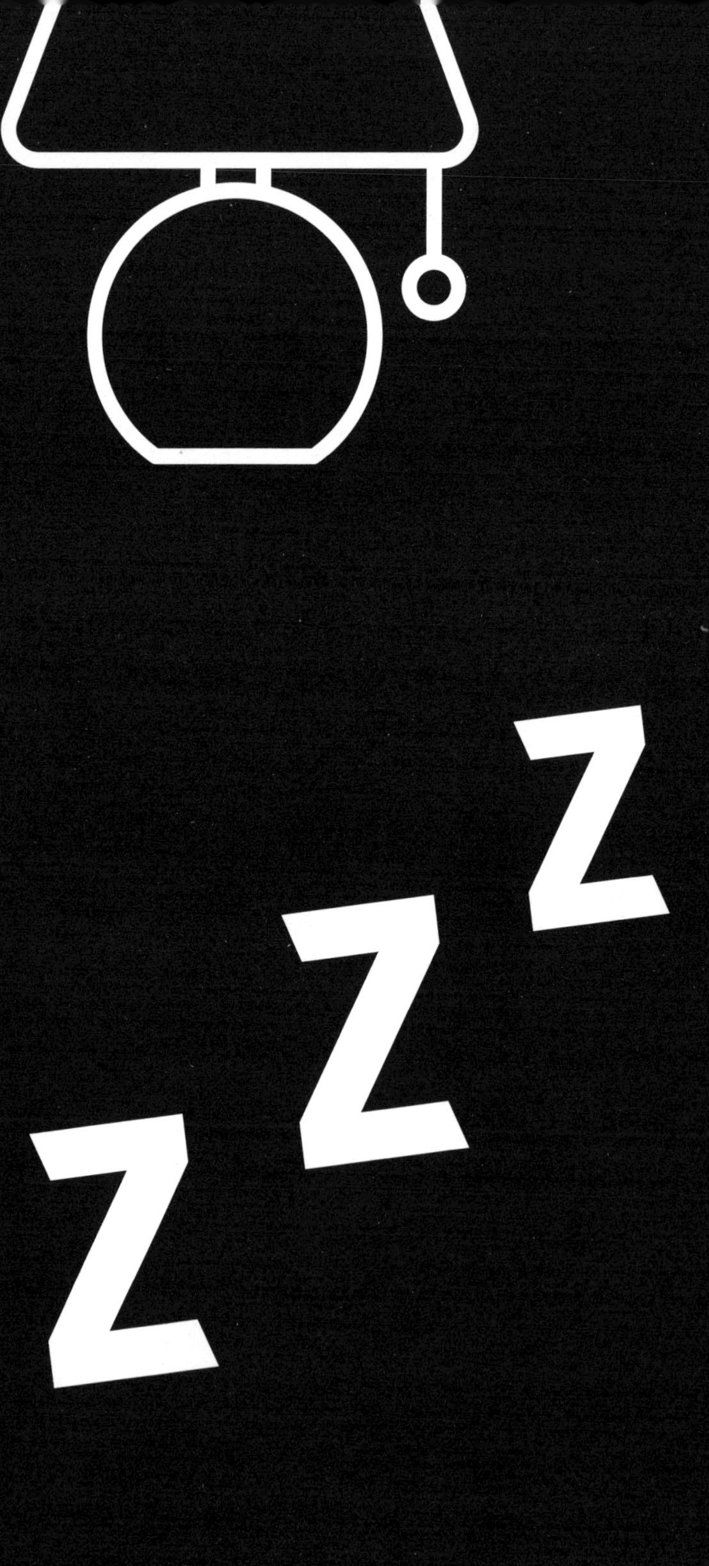
Z Z Z

人类昼夜节律的演变

现在的观点认为，我们对工作表现和生产率的重视已经取代了工业革命之前所谓的昼夜循环。前者如今正调节着我们的睡眠，后者在当初负责组织整个社会。这也是两种时间形式相互分离的时刻。正如社会历史学家汤普森（E. P. Thompson）所说，在工业革命期间，时间变成了我们所花费的东西，而不是某种正在逝去的东西：它成了一种货币。在前工业化时代，特定的任务是主要的工作形式，人们在繁重的劳动和休息这两种状态间摆动。然而现在的工作形式已从有限的任务转向时间本身，而时间是不可以浪费的。

人类不再共享同一种时间，因为现在工人的时间与雇主的时间是不一样的。工人休息的时间就是雇主损失的时间。当工人不来工厂上班时，花费的是雇主的时间，而工人本身也认同了这种分歧。计时设备和公共钟表的普及加强了统一工作时间制度和时间的货币化。虽然新兴的资本主义尚不完美，但工业时代的诞生便意味着时钟的改变：我们的损失不仅仅是在19世纪末和20世纪初被许多国家采用的夏时制中丢掉了一小时，而是丧失了对时间本身的体验。

如今，医生和科学家告诉失眠症患者，他们高估了自己清醒着的时间，这不也是在应对时间上的分歧吗？这里存在两个时间，一个是占主导地位的“正确”的时间，另一个则被归为个体感知的多样性。毕竟，这是两个话语体系、两种看待问题和存在于世界中的方式的碰撞。无论是未受过教育和被误导的患者，还是成熟理智的睡眠专家，尽管他们都很想掩盖这一事实，但这是奴隶的时间与主人的时间的本质区别。为了在社会中正常地运作，我们需要坚持按照主人的时间行事。

事实上，两种时间的分歧常常是社会和政治分歧的象征。瓦尔特·本雅明（Walter Benjamin）在《拱廊计划》（*Arcades Project*）中引用了对巴黎七月革命的诗意描述：“谁会相信！据说，每时每刻，钟楼的脚下，近代的约书亚都在愤怒，在钟面上开火，使这一天静止不动。”作者附加了注释，声称这是暴动中的一个特点：“这是人民对公共纪念物进行的唯一破坏行为。什么故意破坏！它很好地表达了28号晚上人们的心中所想！”我们看到，这一行为发生在“同一时间，城市的不同地区”，因此无法被视为“一个孤立的想法，而是一种广泛的，几乎是普遍的情绪”。

不同时间的分歧也标志着一些记录昼夜节律的睡眠科学的出现。昼夜节律是由体内时钟调节的周期，大约为 24 小时。诸如光、温度和社交互动之类的外部信息被称为“授时因子”（zeitgeber），有助于设定或“带动”昼夜节律，这就是为什么夜班工作和跨时区会对睡眠产生非常有害的影响。观察一天中昼夜节律变化图的波峰和低谷，我们发现人类的生活通常分为“工作”和“睡觉”，其他时间好像根本不存在，也不可能存在。

法国人用“地铁，工作，睡觉”（Métro, boulot, dodo）这一俗语来描绘了无生气的自动化存在，但昼夜节律图正是基于这样的假设绘制的。它没有记录人们的午睡习惯，也没有呈现多样的睡眠方式。工厂老板们把一天的时间简单划分为工作和睡觉，但还是有人想知道，将这种划分置入更为复杂的人类现实中会有怎样的结果。毕竟，我们总是会尝试为自己创造出更多的时间，尤其是使用化学试剂来作为过渡，比如以喝一杯作为下班的打卡；或者是为了享有自己的时间，在大多数人已经睡下的时间依然半睡半醒地做事，越熬越晚。

一位患者解释了自己是如何在凌晨而不是深夜里创造这种私人时段的。她在凌晨 3 点起床，写日记，吃点心和看书，然后再回到床上，直到早上 7 点半与室友一起醒来。室友完全不知道她中途起过床。她从别人的一无所知中获得了满足，就好像创造了一种双重生活。正如她所说的那样，那是“一个不属于任何人的时段”。来自他人的时间规则、时刻表和紧急事项越是试图侵占我们的私人生活，独处时间就对我们越有吸引力。一旦独处的时间被确定下来，我们就会在这一时段里进行各种活动，为它们赋予一种特殊的价值。

这些时间可能与控制我们睡眠－清醒周期的昼夜节律不一致，就像它们与晚期资本主义对睡眠的要求相反一样。昼夜节律的发现与现代市场是一致的，因为它表明人体可以不完全依赖于太阳的升起和落下。这意味着我们可以在优化工人生产率的背景下探索这种节律，也暗示着个人与社会主体之间的脱节，反映了纯内生的节律与作为授时因子的环境线索之间的区别。

历史学家声称，人类的昼夜节律在 19 世纪发生了轻微的变化。其部分原因是人工照明变得无处不在，人体因此得以接受外部干预。那些曾经用来谈论我们与技术之间关系的语言如今同样可以用来描述我们自己：我们的生物性可以像钟表或仪表一样被“重置”了。奇怪的是，尽管数百种身体功能都会在一天之中在最大值和最小值之间波动，而且最近的研究表明，几乎每个人体细胞都是以某种时间规律运转的，但清醒－睡眠这一周期似乎依旧是最著名的生理节律。

从逻辑上来讲，市场必然会入侵睡眠时间。占据了人类三分之一生命的东西毫无疑问会被货币化，而出售安眠药水和其他药物的古老做法将在 19 世纪后期和 20 世纪成为一桩大生意。科技行业、制药业和床垫公司已经为产品广告投资了一大笔钱。新的算法和睡眠追踪设备有望量化睡眠及其质量，于是，我们将会像担心白天的活动一样担心自己在夜间的表现。当睡眠与记忆巩固关联起来后（对此我们将在稍后探讨），花费在睡眠上的时间便以这种形式遭到了剥削。一些睡眠训练设备重复播放单词和信息，以便让工人在睡眠状态下掌握这些内容。这种设备曾被大肆推广。

人们通常认为追踪和监视是良性的，因为它们使我们能够管理和改善自己。一些新床垫采用了内置技术，可获得使用者的睡眠数据。在许多情况下，它们还遵循了市场中以大小定价值的公式，就像巨无霸比普通汉堡包更好一样。新床垫还带有双层、三层甚至四层泡沫和织物。在童话故事里，多层床垫是强行考验王室血统的奇异情节，而今天，它已成为睡个好觉的首要条件。

被遗忘的两阶段睡眠

如果说从 19 世纪初期开始，人们分配给睡眠的时间已经渐渐固定下来，同样固定下来的还有睡眠本身的形式。在其颇具影响力的一系列文章和《黑夜史》（*At Day's Close*）一书中，历史学家罗杰·埃克奇

（Roger Ekirch）认为，在此之前，人类的睡眠是分为两个阶段的。那时，人们并没有统一的睡眠时段，而是拥有第一段睡眠和第二段睡眠。他们从晚上 9 点或 10 点左右睡到午夜或凌晨 1 点，然后起床一两个小时。这段时间被称为“观望期”，观望是“醒着”的意思，而不是“看”的意思。然后人们再进入第二段睡眠，一直睡到早晨。尽管第一段和第二段睡眠的开始时间会根据历史和地理有所变化，但这种两阶段模式或多或少是恒定的。

不同的文化和时代会用不同的方式来理解这种对睡眠的划分，填补两段睡眠之间空白的活动也有所不同，可能包括性行为、针线活、做饭、对梦的反思以及其他许多种填补空隙的行为。但是，无论是不同的文化还是不同的地区，人们总是把“第一段”和“第二段”睡眠区分开来。在一些文化中，人们先朝右侧睡，然后在第二次入睡时换到左边，这就是为什么我们会有“从错误的一边起床”[①] 的说法。

几百年后，这种生物学现象已经消失了。到 19 世纪中期，文献中对两阶段睡眠的记录逐渐减少，单一睡眠时段正逐渐成为常态。埃克奇起初将其与人工照明的兴起联系起来，因为天然气和电灯取代了 17 世纪城市街道上的油灯。技术进步不仅让商店和企业得以营业到更晚，还带来了全新的夜间文化。历史学家记录了城市生活中这一非凡

---

① “get out of bed on the wrong side”在英语里是起床气，或者从早上起来就心情烦躁的意思。——译注

的改变，这一改变将推后第一段睡眠的时间，使其后来成为唯一的一段睡眠。

人工照明开辟了新的可能性，鼓励和促进了就寝时间的推迟。人们感知到的光明与黑暗之间的联系被削弱了。1730—1830 年是夜间活动改变就寝时间的关键时期。伦敦在 1736 年有 5 000 盏油灯，1823 年有 40 000 盏，而巴黎在 1835 年只有 200 盏煤气灯，仅仅 4 年后就增至 13 000 盏。这些灯并非“路灯”，而是“警灯”，这显示了照明与安全之间的联系，不过监视可以用在方方面面。一些新习惯在此时冒头，比如有人开始在天黑后偷窥别人的家。公共和私人照明的扩张对照明本身产生了巨大的影响：在这种情况下，区区一盏煤气灯所提供的光照便大约是油灯或蜡烛的 12 倍，而在 19 世纪末期出现的电灯泡的亮度则是它们的 100 倍。

在早先，那些闲适的富人被同时代的作家称为“夜晚之子”。然而，除了因新文化而兴起的聚会和舞会之外，更广泛、更彻底的变革正在工作场所中悄然发生。非特权阶层通常要工作到很晚，因为新的照明技术保证了商店和企业可以在天黑后继续正常营业。在过去的几个世纪中，睡眠在人们心里具有净化和休息的精神意义，然而如今这一价值观正在遭到侵蚀。随着工业革命的发展，睡眠逐渐变得不再宝贵，也不再是用于自我更新的私人时间，而仅仅是不上班的时间。

埃克奇也从这种社会和经济的维度解释了两阶段睡眠的消失，认为它不仅仅是城市照明的扩展和完善的后果。人们对工作的理解发生了变化，轮班制和日程表的兴起、新技术及其对生产过程的影响、时间管理的概念以及适用于工业资本主义的“道德”观念，共同把人们推向了统一睡眠的模型。对于埃克奇来说，人类社会的变革正在不停扭转原始的生物过程，这似乎是显而易见的。

当埃克奇了解到美国国家心理健康研究所（National Institute of Mental Health）的睡眠研究者托马斯·韦尔（Thomas Wehr）的实验时，仿佛已经找到了自己论文的生物学依据。韦尔把被试与现代生活中的人造光线和人造黑暗隔离，结果发现被试中的许多人并不会睡一整觉，而是会分成两段来睡。他曾试图用光照来创造接近冬季的昼夜周期，被试们要在光照中暴露 10 小时，然后在黑暗的房间里待 14 小时。就像埃克奇所记录的工业化前的人类一样，被试们会在午夜适当地醒来两三个小时，随后进入第二段睡眠。因此，一旦远离埃克奇在其历史研究中所发现的罪魁祸首——额外的人工照明，“观望期”似乎是“自然而然”就发生了。看起来，统一的整块睡眠是工业革命的产物，而两阶段睡眠才是人体的原始节奏。

今天的人们对这些观点尚存争议。不可否认的是，在19世纪之前，分为两个阶段的睡眠是人类许多文化中的标准体验。但是，我们并不确定人体是否会在剥夺人造光的情况下恢复到原来的状态。韦尔的实验看上去证实了这一点，其他研究者的结果则更加模棱两可，尽管其他人的研究所发现的睡眠模式也几乎都是分阶段的间断睡眠。然而，这项研究大部分基于一个假设，即认为通过隔离可以发现人体的自然状态。

为了发现原始的睡眠节律，一个人从社会中被隔离出来。被试们被隔离在洞穴、地下掩体或专门的睡眠实验室中，由技术人员监控他们的活动周期、体温、激素水平等。虽然这样可能会得出一些重要的结果，揭示环境因素对生理过程的影响，但是鉴于人类是群居动物这一事实，这些研究并不能告诉我们太多有关“自然”睡眠的信息。就像我们看到的那样，正是人类的近距离接触塑造了睡眠的样子。

如果婴儿和母亲睡在一起，从神经化学物质的浓度到深度睡眠的时长，再到呼吸行为，几乎所有睡眠生理学的主要指标都会改变。把睡眠被试隔离的实验让人想起路易二世曾经做过的一件事情。他把一个婴儿隔离，让他从一出生就完全接触不到人类语言，以此探索婴儿说出的第一个单词到底会是希伯来语还是拉丁语。这里所犯的错误是，实验者没有把语言和睡眠视为与他人的社会关系。像语言一样，睡眠可能是一种必须经过后天学习的东西。我们把孩子“哄”睡，而不是让孩子简单地自己入睡。到了后来，作为成年人的我们，也不得不用越来越复杂的方式，强行把自己“哄”睡。

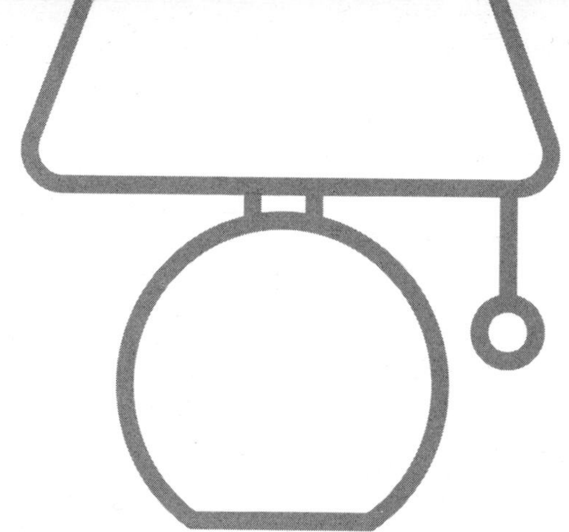

04

把自己关掉

WHY CAN'T WE SLEEP ?

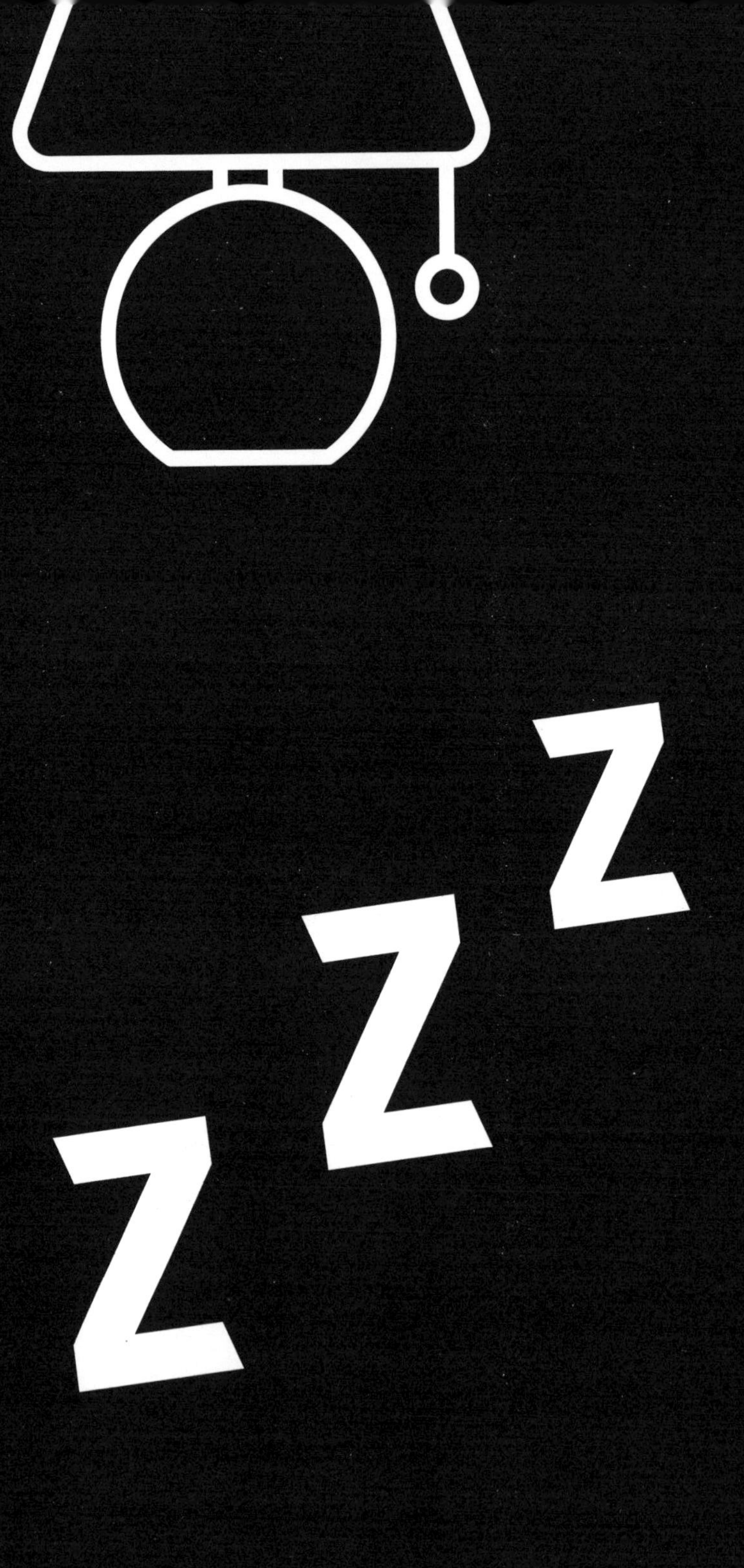
Z Z Z

现代的“时间”

人类逐渐把自然状态下的两阶段睡眠合并成一个睡眠时段，这一论断也与我们的某种怀旧情愫产生了共鸣。我们似乎持有这样一种观点，即在原始的有机界中，人类曾与自然相处和谐。然而事情往往并没有那么简单。汤普森所描绘的以任务为导向的农业社会可能只是一种美好的愿望，因为他显然低估了现代世界早期的计时规则。保罗·格伦尼（Paul Glennie）和奈杰尔·思里夫特（Nigel Thrift）仔细研究了中世纪晚期和近代英格兰的计时现象。研究展现了工业化开始之前，时间的标记是如何遍布在人们的日常生活中的。修道院、学校、市场、行会和体育赛事都需要在一天中标记时刻，而日益扩张的邮政与交通网络更是如此。租用马车的费用也是根据时长而非距离来支付的。

另外，农业社会纯粹由昼夜循环支配的说法同样站不住脚。毕竟，这样一种社会不可能仅仅靠日出和日落来设定日程。农民可能会在凌晨 3 点就起床，以便在深夜之前完成收割。因为有些农作物的叶子在中午之后就会变得发黏，难以侍弄，还有一些农作物由于露水而无法在日出时收割。当你在脑海中想象快乐的农夫时，可能会以为他们都是在日出时迎着公鸡的啼叫声醒来，去田间劳作一番，然后回去睡觉，恢复精神。但实际上，要知道公鸡会在夜间打鸣好几次，每一次都标志着不同的黎明。一天结束时，农民还需要进行许多其他形式的劳动，从处理农作物和维修器具，到纺纱、做饭和清洁打扫。在人工照明出现之前的数百年里，人们日落之后照样忙个不停。

上述内容并非在淡化工业化、人工照明和资本主义早期新兴的职业准则，这些事物毫无疑问影响了人们对时间的体验。我只是想要质疑早期农业和谐的观点。在这种观点中，所谓的和谐由昼夜周期决定。批评家乔纳森·克拉里（Jonathan Crary）提出了一个有趣的公式，即资本主义与地球的自转不相容，但前资本主义同样不相容。在世界上的某些地区，昼夜周期在过去可能的确比现在更重要，但人类总是会与居住环境脱节，引入自造的标准、等级制度和禁令来控制我们与周围环境的关系。正如我们从最基本的季节性变化中看到的，钟表时间和计时规则从未与昼夜周期完全同步。

随着时间的标准化，人们惊讶地发现一年中其实只有 4 天是真正的 24 小时。地球围绕太阳公转的轨道是椭圆形的，而且其公转速度在不断变化，每年都在某些时刻离太阳更近，这些事实都被机械钟的精准同质性所取代。尽管计时行为源远流长，而且时钟的出现早于工业革命，但我们可以说，正是 19 世纪出现的电报和铁路通信系统，以及二者之间的迅捷连接，确立了新型计时方法的主导地位。

这就是我们为什么要谈论现代的“时间”：这意味着当地的太阳时已被时区和国家标准时间所取代。根据太阳时，太阳穿过子午线就是正午的标志，因此不同地区的时间会因经度而有所不同。19 世纪 70 年代中期，美国有大约 75 种铁路时间，即使是在同一个城市里也经常有一种以上的铁路时间。平行时间非常普遍，同一条街上的法院和铁路的时钟便有所不同。德国官员考虑过给火车站的时钟设置两套指针，一个指示当地时间，一个指示铁路时间。这个方法在法国真的应用过，但是用了两座分开的钟，一座在车站里面，一座在车站外面，有时甚至还有第三座钟，用于显示巴黎时间。

汽车制造商亨利·福特（Henry Ford）说，当他还是个修理珠宝和手表的贫穷工人时，就已经有了用两个表盘制作计时器的想法：一个用于指示当地的“太阳时”，另一个用于指示“标准铁路时间”。看起来，为了促进商业发展，就必须取消地理分隔。福特说，这项精明的发明在当时看来肯定很新奇，“在邻里间算是一件新鲜事”。但如今，两个表盘已经深入人心，根本不必戴在手腕上。我们的生产力必须服务于多位主人，这意味着时钟永不停止。正如克拉里所指出的，我们已经跨越了开启和关闭之间的界限：在当今的市场上，甚至在个人生活中，不再有任何真正的休息，一切停顿皆为人造，并且需要为此付费。

金钱永不眠

随着工业化以及组织管理工人生活的新框架的出现，睡眠成了一个连续的谱系，一头是员工能够继续从事生产工作所需的最低限度，另一头则是为了集体利益而做出牺牲的原则。对许多雇主和员工而言，为了确保工作质量，理应放弃睡眠。我们可以把因本杰明·富兰克林（Benjamin Franklin）而流行起来的古老英国谚语“早睡早起”同中国成语“起早贪黑”做一番比较。早是多早、晚是多晚并不取决于昼夜周期，而是取决于与太阳时有所差别的 24 小时制。这在当代中国尤为明显。尽管地域广阔，但中国在 1949 年废除了原有的 5 个时区，全部使用标准的北京时间。这种独特的时间作为一个民族团结的隐喻，显示了时间如何服务于政治目的。

个人生活显然会被牺牲。如果我们在西方国家的晚上拨打客服电话，发现自己正在与印度或其他亚洲国家的某个人讲话，或许我们会以为，客服被外包是因为我们的晚上恰好是他们的早晨。就全球时差而言，外包是有意义的。然而在许多情况下，电话的另一端实际上是夜班工人，他们熬夜工作，服务于占据主导地位的经济，赚取微薄的工资。本土经济需要与更强大的外国经济保持一致，在这种失衡中，人体的睡眠需求是次要的。甚至一些睡眠诊所也采取同样的外包方式，虽然他们对轮班工作制的负面影响心知肚明，却仍将数据发送到了国外。

著名系列电影《华尔街》（*Wall Street*）的广告语很好地反映了这种持续的盈利。1987 年第一部电影的海报上写着“每个梦想都标有价格”，暗指伴随着贪图金钱所产生的道德缺失；而在 2010 年的续集中，副标题为“金钱永不眠”，重点从道德问题转移到了对市场现实的简单肯定。如果说睡眠占据了人类生命的三分之一，那么金钱就占据了人类生命的全部。资本主义必然会导致对身体和时间的殖民化。

如果说金钱永不眠，那么日常生活的撕裂要么由我们自行消化，要么就会被商品化。咖啡、巧克力或是香烟就等于享受它们所花费的时间。这段时间一定要付钱，但这样并不仅仅意味着买到了上述商品，因为我们也要用同一段时间来处理工作，在常规的多任务处理中查看手机和电脑。似乎任何真正的停顿都绝非可能。这种对我们日常结构的侵蚀不仅表现为我们已经失去了两阶段睡眠，也表现在午睡传统的逐渐消失上。

人类学家和社会学家详细记录了这些习俗逐渐消失的过程，比如西班牙人的午休习惯和日本人所说的“居眠”（inemuri）。在西班牙，政府于 2006 年禁止公务员和公职人员在工作场所午睡；而在日本，可以在会议或聚会等任何不同地方进行的白日睡眠越来越不被看好，在许多地方也遭到禁止。再来看中国，尽管午休在 1950 年时被纳入体制，但也在之后被取消，中午的休息时间大幅减少，从 3 小时减到只有 1 小时。潜在的逻辑当然还是市场需求，因为人类的时间就是利润，而小睡片刻会降低生产率和效率。金钱永不眠，于是它的人类奴仆也被剥夺了曾经是日常生活一部分的停顿和休息。

有趣的是，尽管睡眠保健专家指出，在工作场所小睡片刻可以提高生产率，但在西方，许多对于这种做法的尝试依旧没能成功。百事可乐、IBM 和必胜客等公司都开设了如何进行 15 分钟小睡的课程，并为之开辟了专用的空间，比如工作场所睡眠舱和特别的睡眠区，并在区域里布置了昏暗的灯光和绿叶植物。《成功睡眠》（*Sleep for Success*）和《工作中午睡的艺术》（*The Art of Napping at Work*）之类的热门书籍赞扬了工作午睡的好处，并预言这会成为工作日的一部分。尽管说得热闹，但是这些尝试中的大部分都失败了，那些为了向大公司出售卧铺而成立的公司也都倒闭了。这毕竟是件难事，因为已确立的睡眠习惯难以改变，而且工作日内永远做不完的各项任务也无法抹消。小睡片刻现在似乎又成了一个新的待办事项。讽刺的是，睡觉和不睡觉都服务于同一位主人：经济生产力。

逃不开的评估重担

这里出现了一个清晰又令人不安的矛盾。一方面，我们生活在一个不眠不休的商业和信息世界中；另一方面，越来越多的人告诉我们要睡足、睡好、睡的中间不要醒。两者当然是不兼容的，于是这些相互矛盾的概念为赚钱开启了广阔的空间。专业人士为你的睡眠重新编程，制药公司可以出售药丸来让你睡得更好。人们不但没有认识到两项任务的不可调和，反而把这种矛盾性转化成了市场化原则。

但是，如果社会期望我们永远醒着，我们又该如何按照曾经的节奏睡去和醒来呢？在我们睡觉时，手机、笔记本电脑和其他电子设备继续接收着各种需求；而现在又有了几个新的应用程序来保护我们：它们可以确保别人找不到我们，帮我们隔离外界的消息和需求。于是，我们必须用手机和电脑来保护自己免受手机和电脑的侵害。当然，这意味着我们得记着把应用程序设置好、检查好、监控好，就像它们也在监控着我们一样。

1947年出版的至今仍备受欢迎的睡前经典读物《晚安月亮》（*Goodnight Moon*）可以给我们带来一些启发。故事里，小兔子家中的每个物体都有名字，小兔子会在睡前与它们一一道别：电话，红气球，玩具屋，一只小老鼠，两只小猫和一副手套……给每样东西起名字，然后对它说晚安，这种故事的对称性带给人宁静之感。但奇怪的是，故事中第一个被小兔子起名字的东西正是唯一没有收到晚安祝福的那个——电话。

如今，躺在床头柜上的智能手机和平板电脑拓宽了外部需求的渠道，我们不仅可以接听电话，还可以收发短信、电子邮件以及各种形式的社交媒体通信和推送。社会调查的结果与这一事实不符，恐怕是其本身就没有问对问题。调查询问人们，在正式下班后，是否会通过计算机和智能手机接收到工作要求，从而受到打扰。许多人回答并没有，因为他们完全可以关机。但是，这无疑展现了我们这个时代的第二个特征，即我们背负着假装一切都好的压力。这与 20 世纪初期是完全相反的，在当时，我们允许，甚至是鼓励去表达事情其实不太好。

埃尔温·戈夫曼（Erving Goffman）阐述了一个经典的概念“循环”，他将日常社交空间与“全面控制机构”（如监狱和收容所）的社交空间区分开来。他认为，在正常的工作生活中，自我意识受到的侵犯可以通过一些保全面子的反应表达出来：生气，不顺从，缺乏热情，抱怨，皱眉，使用讽刺等。但是在全面控制机构中，这些防御性的应对会使人成为下一个被攻击的目标。于是，囚犯们的自我无法与压抑的环境保持距离，因为一旦尝试拉开距离，就会受到进一步的惩罚。但至关重要的是，除了具体的惩罚之外，皱眉或讽刺会被视为整个个体的特征，而不是个体对负面的外界环境的反应。

戈夫曼说，个体发出试图摆脱从属关系的信号，却被解读为需要加强从属关系。被隔离的囚犯们手无寸铁，也找不到任何表达的途径，于是只能撕裂床垫或在牢房的墙上用粪便写字。这种行为当然不会被视为正常人的反应，于是反而成了他们需要更多监禁的证据。人们发声的能力越弱，他们的努力就越会被解释为他们应当受罚的理由。工作人员往往过分神经紧张，只能看到违抗命令的行为。

如今，我们正目睹戈夫曼所描绘的监狱与收容所的特征扩展到整个社会空间。负面情绪被视为精神病理性的表现。对退缩和不满的表达，也就是一个人对环境的合理反应，通过上述循环不断跌回到糟糕的环境里。我们必须是斗志昂扬的，必须全身心地投入所有的项目和工作，必须假装对平凡、愚蠢的工作充满热情，对惹人讨厌的同事和工友保持友好。自我评估和被他人评估这两项重担时时刻刻压在我们肩头。我今天的表现如何——这不正是无数失眠症患者所描述的，那个在他们躺在床上时折磨他们的问题吗？

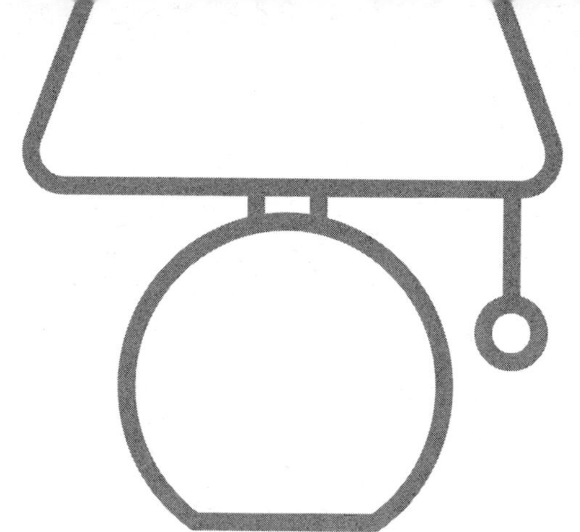

05

拒绝复杂

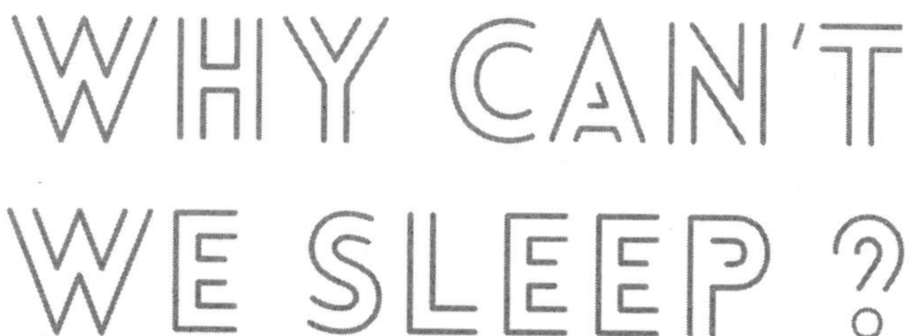

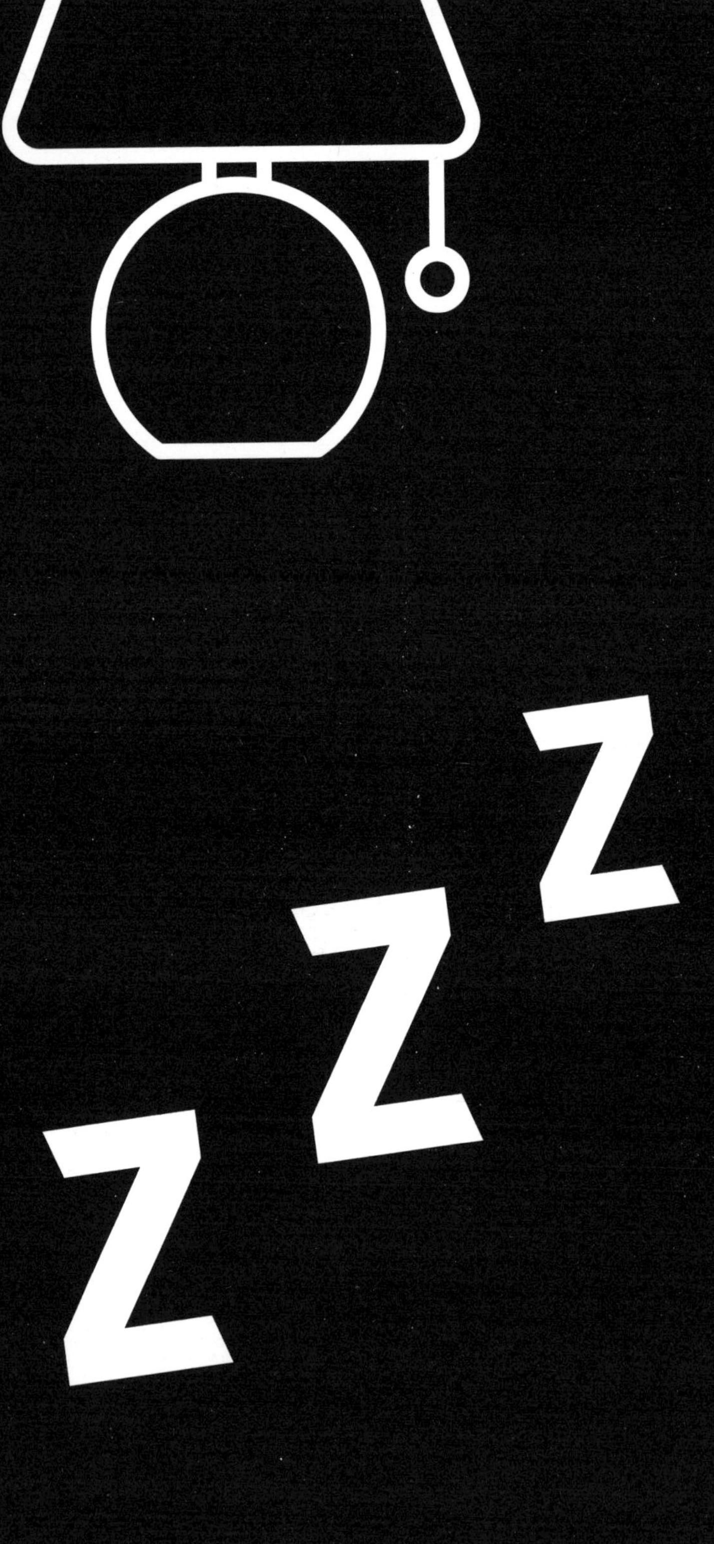
ZZZ

向机器靠拢

在戈夫曼所描述的空间中，我们能够与外界需求保持距离。当这样的空间受到侵蚀后，不难想象，我们将会另寻一处空间来达成同样的目的，这处空间也许就是清醒与睡着之间的边界地带。当我们清醒地躺着时，会想起那些被强咽下去的怒容、退缩和抱怨，以及那些欲行又止的维护尊严的种种复仇。就像作家克洛艾·阿里吉斯（Chloe Aridjis）所说的那样，此时此刻，“在白天发出安静光芒的思想变成了放射线”。但是，尽管我们身处私密的床上，“全面控制机构”仍在发挥着作用。我的一位患者描述说：“我干躺了几个小时，一次又一次地想着白天的事情，一次又一次询问自己到底做成了什么。”当然，这个关于成就的问题迅速转变成了另一个经典的问题：我今天犯了什么错？

事实上，几乎所有互动都需要反馈，就好像人类的行为本质上是一种可以进行完善和改进的东西。我们经常听到有人说，人工智能会带来一个极为严重的问题，机器会和我们越来越像，由此带来新的危险和威胁。然而事实难道不是恰恰相反吗？在 20 世纪 40 年代后期和 50 年代的人工智能研究中，每个人都在努力做同一个尝试，就是让机器不仅可以简单地执行操作，还可以接着进行另一个关键步骤，问问自己：我怎样才能做得更好？然后，这个反馈会被整合到后续性能中。这在当时是一个针对机器的理想功能，现在却已成为普通人类生活的基本底线。

传统的机器只是发动机的新陈代谢，将一种形式的能量转换为另一种形式；而第二次世界大战期间开发的所谓自动驾驶装置则旨在模拟目标导向的行为。它们把自己的表现和规定的状态进行比较，以此作为新的输入信息，这就是反馈循环。因此，自动驾驶装置不仅会响应外部世界，还会响应自身对外部世界的响应。这个技术对于需要寻找目标的导弹来说非常有用，但这实际上不是机器向我们靠拢，而是我们逐渐与机器同化。

“反馈”之类的术语已经从人工智能领域转移到了人类身上，我们现在必须表现得像机器所模仿的程序一样。在这个奇怪的变迁中，耗费一生时间扪心自问的并不是机器，而是我们人类：我的表现如何？我该如何变得更好？我的优点和缺点是什么？这些正是早期的自动驾驶装置向自己提出的问题。就像这些机器及其更复杂的后代一样，我们人类现在始终处于“开启”状态，并且越来越不可能回到那个“开

启 / 关闭”还具有任何意义的旧日世界。

现在，即使是在观看电视综艺节目的时候，观众的注意力也不再仅限于歌手和舞蹈演员了。我们不光看他们，还要看坐在旁边的评审团对他们品头论足。实际上，我们所观看的东西正是评价。“我表现得如何”这个问题变成了娱乐的一部分，然而我们却可以在参与者们强颜欢笑的背后看到他们的痛苦和失望。我们看的不仅仅是一个人在台上唱歌，而是一个人唱完歌之后还要被评判。如同《学徒》（*The Apprentice*）[①]这样的节目，真正吸引观众的是评委对表演残忍粗暴的评价，而并不是表演本身。就像机器一样，我们不再只是简单地做事，还要在做完之后问一问“我能做得更好吗”。

奇怪的是，此类节目的获胜选手通常不会满足于第一个选秀节目提供给他们的职业生涯，而是会继续参加第二、第三个真人秀。如果你赢了《学徒》，接下来可以去《名人老大哥》（*Celebrity Big Brother*）[②]，如果幸运的话，还可以再去《冰上之舞》（*Dancing on Ice*）。选手们从一个节目跑到另一个节目，就好像他们的工作就是不断被观看和录像，被新的观众和评委们评判。他们的职业生涯只不过是在公

① 《学徒》于2004年1月首播，由马克·伯奈特制片公司与特朗普制片公司联合出品，是一个将商业运作技巧作为真人秀竞赛主题的节目。——译注

② 《名人老大哥》是基于荷兰真人秀《老大哥》的一档名人版节目，参赛者均为当地的名人。——译注

众面前被打分罢了。

这些节目也显示出在现代生活中，传统权威人物的地位正在下降。如社会理论家所描绘的，各式各样的父亲形象曾经是耶和华一样的规则制定者，如今却逐渐沦为一个个无能的小丑。于是，人们往往很想让这些形象复活。由于法律和社会力量都在限制或试图限制那些不受遏制的父权制力量，父权的位置便空了出来。这一空缺并未催生平权，而是再次建立了另一种失衡。当权者越来越受到法律的约束，无法在缺乏适当监管和外部批准的情况下行使权力；因此，权力在电视节目中以娱乐、侮辱和贬低选手的形式重新出现。权力反复无常，肆意妄为，从不考虑任何人的福祉或尊严。尽管媒体一直在谴责不合理的权威，但这一次，人们是自主选择观看的，被压抑的东西戴着综艺节目的面具卷土重来。

唐纳德·特朗普（Donald Trump）在美国的当选证实了这一逻辑的奇怪转折。此人的成功很大程度上要归功于电视节目《学徒》，他在其中扮演了一个随心所欲的权威形象。然而，他紧接着便当选美国总统，对许多人而言这根本说不通：数以百万计的美国人感到了一种奇怪的不现实感，证实了这种心理转变。尽管都是从演员变成总统，但这与罗纳德·里根（Ronald Reagan）的当选是两回事。人们可能会觉得里根可笑或讨厌，但不会觉得他的当选像特朗普一样离奇而可怕，因为特朗普在《学徒》中对公众展现的形象完全是他对权力需求的病态补偿。

人类生活可以和技术无缝融合，这样的未来愿景既正确又不正确。人工智能注定会越来越多地渗透到日常生活中，取代本应由人类提供的服务；但这也注定会是不合适的，我们与机器之间将出现断裂，或者说出现某种“基本谬误”。例如，人工智能永远无法真正代替医生，但还是会有许多金钱被投入到用人工智能替换医疗服务的尝试中。关键是要明白，当我们终于意识到机器能做什么和不能做什么时，这并不是某种启蒙的时刻，相反，这意味着我们必须背负起变得越来越像机器的压力。如果我们对人工智能医生不满意，需要改变的并不是人工智能，而是我们。我们必须变得越来越像人工智能医生可以治疗的那种东西，无论那究竟是什么。

回避矛盾

在关于睡眠的文学作品中，我们可以看到许多变化。如果比较 20 世纪 60、70 年代的科学出版物和当今流行的出版物，我们会大吃一惊。早期的作品似乎是头脑清醒而又人性化的，对生活的困难有足够的认识。相较而言，如今的睡眠科学却假定我们生活在某种幻想世界中，只要解决了睡眠问题，人们就可以过上富足和满意的生活。睡眠问题通常是一种可以通过行为改变来控制的纯粹外部因素。

当我早上去买咖啡时，总是会问咖啡师，他们是不是开心而又精神焕发地起床，期待着即将到来的一天。然后我们都会因为这个荒谬的想法而大笑。但是，这种假定的充实生活却是许多现代睡眠保健的基础。欧内斯特·哈特曼（Ernest Hartmann）出版于 1978 年的开创性著作《安眠药》（*The Sleeping Pill*）在第一页就告诉我们："生活在一定程度上就是痛苦和悲伤。"到了 2017 年，马修·沃克（Matthew Walker）在《我们为何入睡》（*Why We Sleep*）中赞扬了人类是优于其他所有野兽的冠军动物，因为睡眠赋予了人类独特的理性和创造力。人类近期才刚刚发现的快速眼动睡眠帮助人类获得了"快速进化的权力"，并由此构成了"主导全球的超级社会阶级"。沃克说，"睡眠校正着大脑的情感回路，使我们能够以冷静的头脑应对第二天的社交和心理挑战"，让我们"有能力理解身边的社交世界"。

1969 年，加伊·卢斯（Gay Luce）和尤利乌斯·谢加尔（Julius Segal）的畅销书《失眠》（*Insomnia*）在开篇写道："只有一种肯定的方法可以彻底避免失眠……不要出生。"而在近期的睡眠文献中，已经看不到任何人类的破损与混乱了。今天我们可以读到，睡眠帮助我们成了"情感敏锐、稳定、高度联结和社会化的人类群体"，这个论断并不符合我每天在新闻上看到的或从世界历史中学到的东西。推销概念和掩盖人类生活现实的新压力，再加上戈夫曼所描述的循环效应，使得我们被迫强颜欢笑，始终表现得积极热情。如果你的脸上没有笑容，那肯定是你出了什么问题。日常生活中无处不在的表情符号就证明了这一点。如今，人们已经无法接受真实情感的复杂性，以至于在文字和电子邮件中，甚至在许多自称为“科学”的学科中，这些卡通漫画表情都已取而代之。

尽管在 20 世纪 20 年代和 30 年代，幼稚的情绪进化论观点遭到了颠覆，被证明有着无可救药的缺陷；但如今，一些与之完全相同的观点却成了科学实验的模板。19 世纪的古老理论认为，存在 6 ～ 9 种基本情绪，在任何文化中都能发现与之相关的特定生理表达。愤怒、喜悦和厌恶是真实存在的，能够通过人脸清清楚楚地展现出来。与之相反，人类学家和精神病学家指出，表情是我们与他人交流的一部分，因此是由社会决定的，并与特定人群的期望和假设相关。即便把人们隔离开来，然后再录下他们的面部表情，也并不能揭示任何更深层的真相，因为我们成长中的社会系统都已经内化到了自己的心中。即使在独处时，我们也戴着面具。

向一名患者展示一张微笑或生气的脸的照片，并用脑扫描仪记录由此产生的血液氧合过程，据此可以说明患者处在开心或愤怒状态时的大脑活动。也可以给患者呈现更加复杂的内容，比如令人不安或令人愉悦的图像和单词，但所得结果大体上是相同的。在这里，实验者假设面部表情就等同于一些由进化而来的天生的情绪。人们的感受与其历史的特殊性无关，而是与体现好坏的某些“客观”要素相关。这与表情符号没有什么不同。在表情符号的世界中，复杂的人类情感是可以被简单分离的独立因子。表情符号说："这就是我的感受。"然而现实生活、文学世界，甚至可能是整个人类文化都在告诉我们，种种情绪不能像这样被分隔开。它们会变化，会模糊彼此的边界。

就像恐惧和欲望可以来回摆动，成为等式的两极一样，爱慕和厌恶也可以轻而易举地变成同一件事。一位接受精神分析的患者说："悲伤和愤怒对我来说是同一回事，没有区别。"另一位则说："恐惧变成了性欲。"还有另一位在父母过世之后说道："我既感到心力交瘁，又觉得自由自在。"此时此刻，她又应该使用哪一个表情符号呢？长期以来，人类学家一直认为情绪是社会行为的一部分，是通过我们与他人的互动和关系而被体验并变得有意义的，由社会文化中关于表达的规则对其进行组织。正如情感历史学家吕特·利斯（Ruth Leys）所说，奥运冠军们在颁奖典礼上有许多面部表情，但只有在同观众和官员互动时才会露出微笑，这表明微笑是由社交互动决定的，并不是一个代表潜在情感的自然预设反应。

为什么我们又回到了这个早已被驳斥的观念上呢？利斯认为，现代社会的指令让我们通过身体语言去理解一个人，面部表情输出了我们各种各样的内部状态。经过适当培训，人们完全可以通过观察外在行为了解一个人的内心世界，就好像与多样的意识形态或意义并无关系。情绪本身变成了一种可以用于定位和区别彼此的东西，一种需要精确区分和评估的商品。20 世纪 90 年代初期，我在巴黎的一所大学教书，当时迪士尼乐园马上就要在本地开放。园区联系我们，说学生可以去做兼职，工作要求是带着微笑四处走动，问候顾客。如果说以前我们需要花钱才能买到一张开心的笑脸，那么到了今天，所有人都需要强行保持微笑。曾经你需要买票才能看表演，现在表演则几乎已经成了所有人类活动的基线。

在以市场为基础的社会中，社交原子化日益盛行，“公民”因此成为“个体”。他们被视为孤立的经济单位，互相竞争商品和服务。20 世纪和 21 世纪的心理学界为此提供了理论基础。人类并非具有集体责任和义务的社会群体的一部分，而是拥有权利的自治主体，单一维度的工具性目标定义了后者：追求财富、幸福、成功和健康。数百年来，冲突一直是人类的心理特征，例如理性与情感、自由意志与教育、自我与潜意识。如今的灵魂则似乎是没有冲突的，只是为了一个简单明确的目标而努力奋斗。

我们也可以比较一下 20 世纪 60 年代的睡眠文献与今天的文献。卢斯和谢加尔写道，彻夜难眠的人与白天奋斗的人没有什么不同：“同样会爱和恨、笑或哭，心情也会突然从平和转为焦虑。”但是在许多当代睡眠保健专家的世界中，根本找不到矛盾的身影。我们可以在书里读到，生命受到两条简单规则的支配，这两条规则控制着大多数人类和动物的行为：远离让自己难受的事物，努力获取让自己愉悦的事物。

这就是 21 世纪的“科学”。有人告诉我们，情绪是这两条规则运转的燃料。当我们失败时，情绪驱动我们再接再厉，保护我们远离潜在的伤害，敦促我们取得收益和奖赏的果实，迫使我们建立社会联结和恋爱关系。

在如今这个奇怪的一维世界中，人们只有在《星球大战》（*Star Wars*）里才愿意认同，我们也可以去争取一些相互矛盾的事物：成功与失败、财富与贫穷、健康与疾病。在这个故事里，人们可以在自己体内发现“原力”。这其实就是每个人在童年时期所持有的特权观念，即所有人都有一些等待被认可的特殊才能。但最重要的是，《星球大战》中的角色往往需要在两种互为矛盾的力量，即“原力”与“黑暗面”之间选择自己的忠心所向，叙事总是围绕着这些角色被矛盾撕扯的强有力时刻而展开，事情似乎永远不会解决，而我们存在的核心正是在于两股对立力量的可怕战斗。

在上文的讨论中，我们渴望睡觉，也渴望自己的失眠被诊断和承认，这两件事互相冲突。如果只关注其中一件，就有可能忽略另一件，并从而失去对人类困境本质的认识。在缺乏认识的情况下，我们就无法进步。人类在许多方面存在分歧，我们往往会忽略悖论或矛盾之事，并为此付出代价。睡不着可能的确是一种折磨，但我们也可以看到它具有一定的作用，比如使惩罚有形化，或者呼吁人们认识到某种其他形式的痛苦。

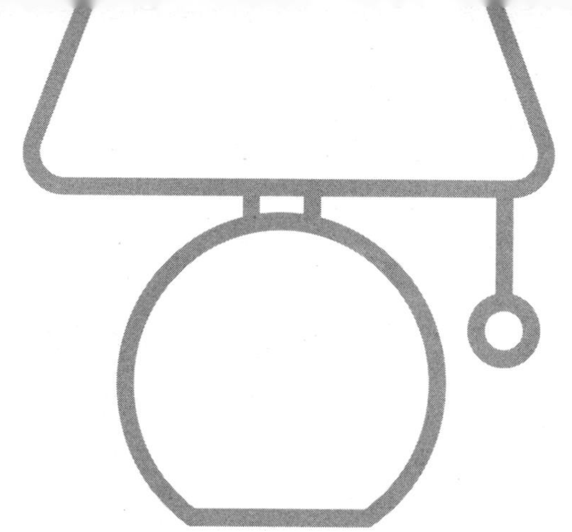

06

什么是睡眠

WHY CAN'T WE SLEEP ?

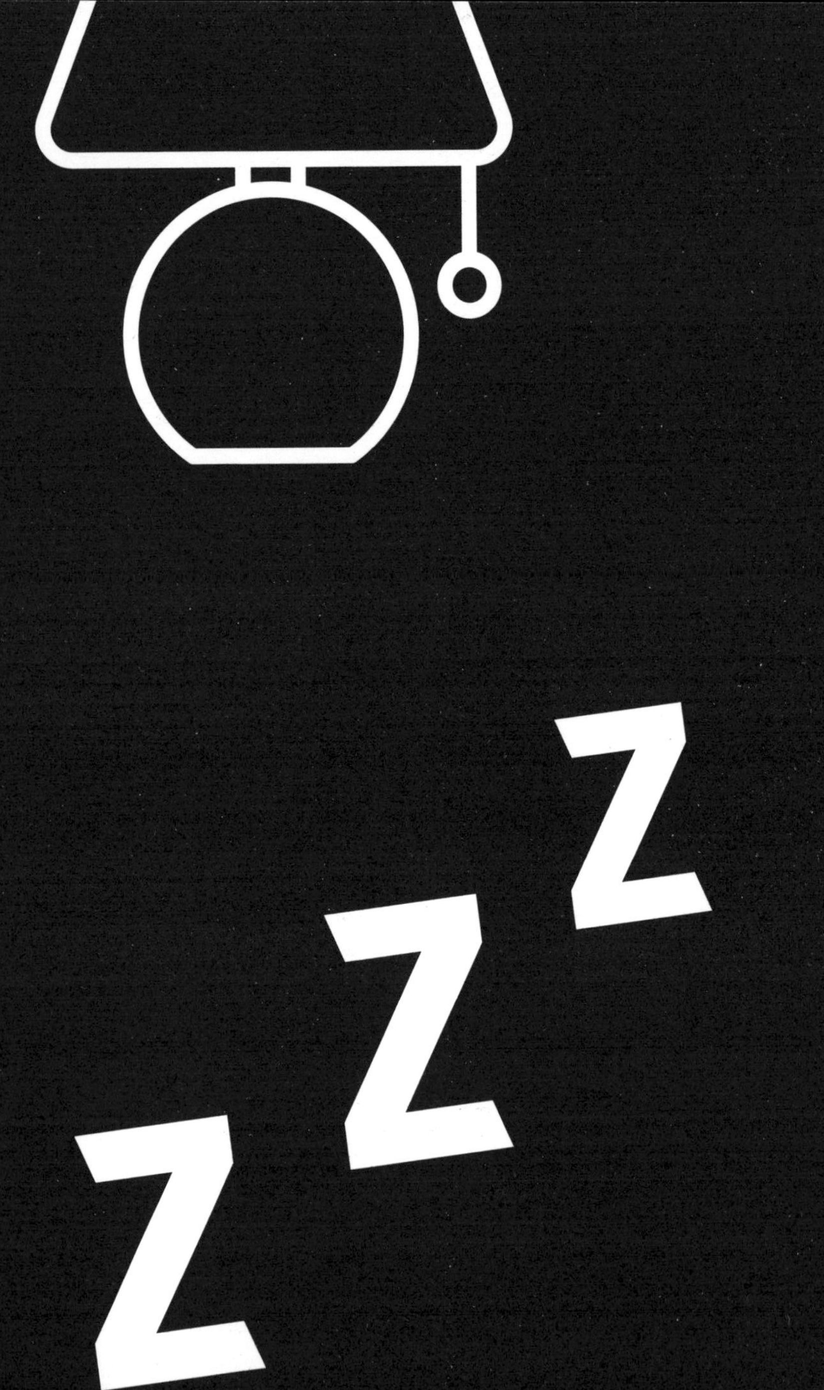
Z
Z
Z

工业化改变了睡眠

人工照明、资本主义剧变和新生的职业准则改变了人们对睡眠的建构。19 世纪后期，人们开始觉得曾经的两阶段睡眠是有问题的。以前的几个世纪里，人们并不是因为担心或惊慌而从黑夜中醒来，这只是正常睡眠流程的一部分。但是如今，这种夜半醒来却成了一种异常现象。医学教科书和自助书籍都警告着人们在午夜醒来的坏处，并且广泛宣传针对这一问题的治疗方法和药物。

20 世纪 30 年代初，精神分析学家弗兰塞丝·德里（Frances Deri）接待了一名年轻的医学院学生患者。这名学生抱怨自己学习时无法集中注意力，在治疗初期，二人没有进行任何关于睡眠问题的讨论。几个月后，这名学生在治疗中提起："我醒来的时间从 2 点变成了 3 点。"随意的语气，就好像他认为每个人都有一个自己的"醒来时间"一样。当德里对此表示疑惑时，这名学生"发表了一番演说：每个人，无论睡得好还是不好，晚上都一定有一小时是不睡觉的”。他表示，自己会在晚上 10 点或 11 点左右上床，一觉睡到凌晨 2 点，然后醒过来一小时左右。他在这期间并不感到苦恼，也不会努力试图重新入睡，直到再次沉入梦乡，一直睡到早上 7 点。德里评论道：“我很难说服他相信，半夜醒来其实是一种疾病症状。”

这件事情的惊人之处在于，该患者的夜间节律正是历史学家和人类学家所描述的人类睡眠的真实结构，唯一的问题是它的社会有效期已经过去了几十年。精神分析学家试图使患者认识到自己的睡眠方式有问题，是一种需要治疗的症状，但患者所做的只不过是遵循祖先的两阶段睡眠方式。这在 60 年前还并不是一件会引起人们注意的事情，而到了 20 世纪 30 年代，它已成为某种疾病的征兆。

我们可以看到，人们认为睡眠应该遵循某个标准，对这个标准的期望将把我们不认可的事物归为异常或病态。也许德里的患者只是遵循了古老的人类睡眠模式，但是随着单次睡眠成为新的规范，两阶段睡眠就变成了问题。即使是在认为单次睡眠是自然状态的时候，每一次有新观点成了新的睡眠真理时，新的病态也会随之产生：有的专家说该睡 8 小时，有的专家说该睡 7 小时；同样，睡眠时的呼吸特征在有些时候不算是个问题，而在有些时候就成了疾病的征兆。

伴随着这些变化，“失眠”一词出现在了 19 世纪末的词典中，它的医学含义超出了普遍意义上的“睡不着”。报纸和期刊的后页充斥着安眠产品的广告。粉末、软膏、药水、膏药都许诺能给你一个安宁之夜。尽管在 19 世纪中后期之前，难以入睡的现象更加广泛，但到了现在，在夜间醒来反而成了最主要的问题。埃克奇认为，在这些年里，人们有了新的关注重点，即如何保持睡着的状态，与此同时，无法入睡所引起的困扰也变得日益严重，医学著作和非专业文献都经常把它与现代生活的压力联系在一起。

19 世纪 60 年代后期，一位纽约商人可能会抱怨“主要市场的报告每天都有，还会不断收到客户发来的电报”，使得他“持续处于兴奋状态，没有时间静下心来休息”。他也许“经过一整天的辛勤工作和兴奋情绪后回到家，吃了晚饭，置身于家庭中，试图暂时忘掉生意，结果却被来自伦敦的电报打扰了”。19 世纪 80 年代的另一位失眠症评论者写道：“睡不着的现象已经有一阵了，这是因为电报和铁路摧毁了时间和空间，将数月的工作压缩到了几小时甚至几分钟里。因此，各种业务的激烈竞争成为可能，甚至变得不可避免，疯狂的争名夺利催生了紧张的精神活动，人们只能凭借人类的神经和精神力量来与蒸汽和电流相抗衡。”

在 1894 年的一期《英国医学杂志》(*British Medical Journal*) 上，一篇关于“睡不着”的文章这样写道：“现代生活的匆忙和兴奋状态造成了我们眼见耳闻的大部分失眠。”当时文章的措辞与如今惊人地一致，

“长期恐慌”性失眠被认为同挤压空间和时间的新技术紧密相关。如果说一整夜不间断的睡眠是工业革命的产物，那么破坏睡眠的东西以及治疗失眠的办法也出自社会变革。当然，到了21世纪初，人们对睡眠问题的看法已经牢固确立。我们承认“担心”和“压力”是失眠的原因，但同时，我们也在用睡眠不足来解释焦虑症的成因。透过睡眠障碍，我们可以看到越来越多的人类困境，它们造成的破坏似乎是无止境的。我们曾经觉得抑郁状态与悲恸或被压抑的愤怒有关，接着又认为它与大脑的化学失衡有关，而如今，这些心理困扰都通通被归因于睡眠不足了。

但是，再从另一个角度来想，如果睡眠障碍的概念和分类方式是由于我们对睡眠的期望才产生的，那么是不是一切都是相对的？是不是我们并不知道自己到底应该睡多久？是不是并没有一个真正的、恒定的小时数，答案其实完全取决于文化需求？显然，问题的重点不在于睡眠到底是生物学的还是社会的，因为我们无法将这二者绝对地区分开来。尽管对睡眠的要求在过去许多年间已经发生了明显的变化，但人们的确一直在遭受睡眠不足的困扰，虽然这种困扰的表现方式和我们对其的理解会随着时间的推移而改变。

在19世纪，睡眠历史学家认为睡眠病理学正在迅速发展，并且将这种发展与工厂劳动、人工照明和现代市场的发展联系在一起。他们所说的可能是完全正确的。但是，人们在关注医学出版物的同时却逐渐忘记了一个古老的传统：我们曾经会在半夜醒来一次。于是，当我们如今在半夜醒来时，便认为自己出问题了。如果不看医学文献，而是改看食谱，我们就会发现，使人入睡或缓解夜间焦虑的食谱已经有几百年的历史了。在家庭食谱中间，总是穿插着一些“让人入睡”的食谱。

睡眠的不同阶段

但是，这里所说的睡眠到底是什么呢？作家乔治·拜恩（Georgie Byng）指出，许多睡眠疗法都涉及迟缓、宁静的形象或放松过程，就好像“我们必须欺骗或愚弄自己进入睡眠状态”一样。为了消灭使我们保持清醒的思想，或者构成清醒状态的无论什么东西，就要召唤一片平静的蓝色海洋或绿色的田野。我们必须经由某种精神体操才能获得睡眠，因此这不太可能是一种自然状态。而且，如果必须欺骗自己才能睡着，那么睡眠与自我之间就是势不两立的。

同样，即使我们好不容易拥有了睡眠，它也会轻而易举地消失。令人惊讶的是，睡眠研究者直到最近才搞清楚了我们为什么要睡觉。有很多理论在之前就出现了，但是在 19 世纪末到 20 世纪末的生物学著作中，睡眠一直是个谜。我们可以很简单地解释呼吸这样的过程：吸入氧气和呼出二氧化碳。然而睡眠并不是这样的。如果睡眠的功能纯粹是生理性的，那么它到底是做什么的？如果除此之外睡眠还兼具心理功能，那它的目的又是什么？

显而易见的是，睡眠可以像电池一样给有机体充电。它是一种在人类活动之后，由疲乏引起的自然状态。然而，几乎每一个认真研究睡眠的人都避开了这样的解释。那些在白天不太活跃的人和做了一天运动的人睡得一样多，所以睡眠和活动之间的关系并不大。瑞士心理学家爱德华·拉帕雷德（Édouard Claparède）认为，睡眠实际上是一种对疲惫的防御，而非疲惫的结果。还有许多实验证实，人们在长时间的清醒后会变得难以入睡。

类似的困惑再次出现了，既然是疲乏让我们睡觉，那么如此多的失眠症又是从哪里来的？用电池的模型来讲，我们需要重新获取或储存宝贵的能量这一观点并不那么简单，因为我们在夜间其实十分活跃，睡一晚上好觉所存下来的能量几乎只等同于一杯红酒，也就是80～130卡路里。尽管睡眠中的新陈代谢可能会减缓，还有体温、心率、脉搏也会降低，但是能量储存的效用远没有人们想象中那么大。甚至大脑需要的能量也没怎么受到影响：大脑的氧气消耗量在睡眠状态仅仅下降了2.8%。

然而，没有人怀疑睡眠的必要性。随着体内一些化学物质的累积和消耗，昼夜节律以及其他有节奏的过程将我们徐徐推入梦乡。为了找到解释，人们经常会使用睡眠剥夺的策略：剥夺一个人类的睡眠，或者像科学家实际上经常用到的方法，剥夺一只猫或一只老鼠的睡眠，然后看看会发生什么；这样一来，我们就会多多少少有点线索，能弄明白睡眠可能有什么功能。这个想法催生了一些很棒的研究和相关的医学结论，但是其背后的逻辑依然有待商榷：如果有人在剥夺睡眠之后产生了幻觉甚至死亡，我们能说睡眠的作用就是不让人产生幻觉，或者保持人不死吗？如果睡眠剥夺降低了人们的杀戮能力，那么可以说睡眠其实会让我们杀人吗？

另一方面，更有说服力的一种目的论是，免疫功能和组织修复过程会在睡眠期间增强。而且，睡眠不足确实会损害人体抵御疾病的能力。但是为什么必须是睡觉，而不能是简单地休息呢？睡眠是一种什么样的状态？在睡眠中到底发生了什么？几个世纪以来，人们一直认为睡眠是一种被动状态，直到 20 世纪 20 年代末发展出了脑电图（electroencephalography，EEG）技术，科学家们才得以开始研究睡眠期间的脑电活动。20 世纪 50 年代早期，快速眼动睡眠（rapid eye movement sleep，REM）这一概念的出现改变了整个睡眠科学领域。

放置在被试头皮上的电极会记录电位的波动，这些电位波动的数据代表着大脑局部区域的活动。所谓“脑电波”的图像就是在一定的时间段内对这些电势的测量。脑电图在夜间波动很大。显然，大脑在晚上依然忙碌，而且，快速眼动睡眠状态下的脑电图读数与苏醒状态下的读数异常相似。许多研究者甚至认为快速眼动睡眠期根本不应该被称为“睡眠”，他们想出了多种不同的名字：自相矛盾的睡眠、原始睡眠、快速睡眠、主动睡眠、梦境睡眠。

在快速眼动睡眠期间，尽管被试显然是睡着的，但脑电图表明他们在某种意义上是清醒的。他们闭着眼睛，身体几乎静止不动，对刺激没有反应。在芝加哥大学跟随纳撒尼尔·克莱特曼工作的尤金·阿瑟林斯基（Eugene Aserinsky）将该状态称为“快速眼动时期”，并强调了这一时期的重要性。他曾经想过将其命名为“急促眼部运动”（Jerky Eye Movement），是因为急促（jerkiness）运动的眼球使他印象深刻，而且它们并没有清醒状态下的快速眼球运动那么快，但是由于“急跳”（jerk）会让人联想到手淫[①]这个词，最终这个名称没有得到采纳。

因此，一切不再仅仅是睡眠和清醒这两个状态的问题，而是睡眠、清醒和快速眼动睡眠的问题。快速眼动睡眠是清醒和睡眠之间的过渡状态。在许多研究者看来，相较于睡眠，快速眼动睡眠更接近清醒状态。非快速眼动睡眠期（non-REM sleep，NREM）一开始分为5个阶段，随后变为4个阶段，最近又被分为3个阶段。科学家们一直在探索这几个阶段之间的关系。当我们清醒时，大脑产生低幅的高频波，高

① 手淫在口语里为“jerk off”。——译注

频波代表我们是清醒或保持警惕的。当我们变得疲倦时，较高频率的波会逐渐消失，α 波随即出现，即大脑在困倦状态下产生的较慢的波。

接下来，波的振幅将增大，我们从清醒放松时的 α 节律转入非快速眼动睡眠的第一阶段。我们通常认为非快速眼动睡眠的第一阶段是一个过渡阶段，一些研究者曾经认为这个阶段不应该有 α 节律，但大多数人认为此时有低于 50% 的 α 波活动。现在，事情开始变得复杂了。因为睡眠研究者伊恩·奥斯瓦尔德（Ian Oswald）发现，对于大约 10% 的人来说，这一阶段首先出现的并不是 α 波，而是频率较低的 θ 波，这种波有时与令人麻木的重复任务相关联。并且在这个阶段，我们会经历突然的抽搐，有时会因此醒过来，甚至会导致入睡困难。如果我们在这个睡眠阶段醒来，可能还会很容易被生动的视觉和听觉图像所震撼，后来人们称之为催眠现象。

紧随其后的非快速眼动睡眠第二阶段占总睡眠时间的 45% ~ 50%，其特征是被称为梭形波的低幅高频波，以及 K 复合波，这种细小而尖锐的波可以促使人觉醒并回到 α 波状态。在所有形式的感官刺激之后都会出现 K 复合波，但它可以被习惯化，因此，最初能够引发 K 复合波的声音在重复几次后就没有效果了。如果被试在睡眠中听到自己的名字，他们的大脑会产生 K 复合波，这表明 K 复合波是能对有意义刺激产生反应的部分唤醒。但也有许多研究者持相反的观点，认为 K 复合波的作用是抑制声音和其他干扰，让我们拥有不被打断的睡眠。

第三阶段和第四阶段被称为深度或慢波睡眠。有趣的是，在最近的研究中它们被合并成了一个阶段。我们尚不能断言这种合并到底是研究的进展还是对问题的回避。第三阶段和第四阶段由缓慢的 δ 波组成，还带有一些梭形波。第三阶段中 δ 波占 20%～50%，第四阶段的 δ 波超过 50%。第四阶段最初被定义为一个非常短的深度睡眠阶段，几乎没有梭形波和 K 复合波。

在经历完这些非快速眼动睡眠阶段之后，我们会返回到第二阶段，随后进入快速眼动睡眠阶段。快速眼动睡眠的特征是突然爆发的快速眼球运动、肌张力的减弱、类似于觉醒状态的低振幅脑电图以及不规则的呼吸和心率，可能持续几分钟、半小时或更长时间。在夜晚的后半段，快速眼动睡眠会逐渐占据更多的时间，可以达到夜间睡眠的 20%～25%，新生儿的快速眼动睡眠则要占到大约 50%。快速眼动睡眠可以被非快速眼动睡眠的第二阶段打断，而且有趣的是，在两个快速眼动睡眠周期之间必须间隔一定的时间。快速眼动睡眠结束后，循环会再次开始，重复从非快速眼动睡眠第一阶段到快速眼动睡眠结束的整个过程，其平均时间为 90～100 分钟。在平均 7 小时的睡眠期间，各阶段之间可能会有 30 次过渡。

在第一个快速眼动睡眠阶段之后，非快速眼动睡眠第一阶段将短暂出现，然后是第二阶段，但是在夜晚后期，第三阶段和第四阶段将大大减少。深度慢波睡眠大多发生在夜晚的前半段，原因我们尚不得而知。那些睡眠时间在 6 ～ 8 小时的人，每晚将有 4 ～ 5 个非快速眼动睡眠到快速眼动睡眠的循环，第一个快速眼动睡眠阶段通常很短，然后是一段时间的慢波睡眠，下一段快速眼动睡眠时间会更长，循环周期基本会保持 90 分钟的节律。

新生儿的睡眠周期较短，平均为 60 分钟，2 岁后增加到大约 75 分钟。不过人们怀疑早期的快速眼动睡眠与大龄儿童及成人的快速眼动睡眠不一样。它通常被称为“主动睡眠”或“前期快速眼动睡眠”，婴儿在这个阶段会抽搐、微笑、做鬼脸、吮吸，以及进行其他眼睛和四肢运动。相比之下，在婴儿的“安静睡眠”中，运动和眼部活动更少，呼吸也更均匀，脑电频率较低，尽管在这时，读数通常不如直接观察来得直观。另一个奇妙的细节是，婴儿可以通过前期快速眼动睡眠阶段进入睡眠，而随着他们的成长，这种现象便会消失，后来他们就只能通过非快速眼动睡眠阶段进入睡眠了。从发展的角度看，非快速眼动睡眠通常在婴儿 3 ～ 5 个月大时出现，似乎是在快速眼动睡眠之后才发展出来的。

快速眼动睡眠的特征不仅仅有眼球运动，还有身体运动、不规律的呼吸频率与心率。快速眼动睡眠与梦的联系似乎很紧密，因为与非快速眼动睡眠相比，当被试从快速眼动睡眠中醒来时，很大一部分人都会回想起自己在做梦。这一结果引发了许多讨论。20 世纪 60 年代中期，关于梦的研究得到了美国国家心理健康研究所高达预算 5% 的拨款。研究者想要探查做梦可能具有的生理和心理功能。许多实验证明，人能够在睡眠期间记住诸如噪声和光线之类的刺激，即使这个人对此并无有意识的记忆。如果人们在不知道发生了什么的情况下一直睡着，他们的血压也可能因外界的噪声而急剧上升。

这些观察结果意味着睡觉并不是被动地退出世界，梦乡也不是我们拉上窗帘、关掉电视就能自动降临的。20 世纪 40 年代后期，霍勒斯·马古恩（Horace Magoun）和朱塞佩·莫鲁齐（Giuseppe Moruzzi）研究了睡眠过程中脑干网状结构的主动抑制，证实了睡眠是一种夜间活动。脑干的这一区域有一条名为“侧支”的分支，连接感觉通路和来自更高级的大脑中枢的神经束，它可以独立于外界刺激，通过增加自身的活动来影响觉醒和睡眠行为。因此，大脑在控制、产生睡眠与唤醒状态时都是很忙的。

但是，也许最关键的发现并不是睡眠的不同阶段有着不同的脑电图，而是睡眠真正的周期性。在早期工作中，阿瑟林斯基发现，婴儿在每小时的运动周期中，都会有大约 20 分钟的时间眼动大大减少。随后他尝试将这一现象与成年人的快速眼动睡眠相关联，发现成人的周期中具有一段相似时间，肌肉张力在这段时间里也是降低的。尽管阿瑟林斯基没有成功解释这个奇怪的一致性，但他发现了快速眼动睡眠循环是在夜间特定的时间发生的。重要的是周期性。

阿瑟林斯基整夜工作，眼动记录纸长达 800 多米。在夜间，快速眼动睡眠仅在其他睡眠阶段都出现过之后才会出现，然后大约每隔 90 分钟出现一次。这个睡眠阶段以近乎循环的方式周期性出现，其脑电图特征同清醒和睡眠时的脑电图截然不同。为什么非快速眼动睡眠和快速眼动睡眠的出现顺序会是这样的？这些不同阶段的功能是什么？梦在哪个阶段出现？我们目前仍不清楚。

扫描大脑

就像在其他关于科学发现的故事中一样，这是个棘手的难题。19 世纪的大众早已了解睡眠其实是一个活跃的状态，欧洲的睡眠学家们更是心知肚明。所以，快速眼动睡眠的发现并不是什么惊天大新闻。德门特说，在 20 世纪 50 年代初期观察到睡眠期间的快速眼球运动是"一项大突破，这一发现改变了睡眠研究的进程"，然而这种现象在几个世纪前就已经被描述过，科学家们至少在 30 年前就已经对此进行了科学研究。

在这个重大的研究突破出现之前，每个人都将睡眠视为一种静止的状态，这个想法也同样是错误的。弗洛伊德在 1899 年出版了《梦的解析》，整本书都基于人们在夜间激烈的心灵活动，而睡眠则是一种必须进行设计和维持的状态。与其说是“我入睡”，不如说是“我让自己入睡”。弗洛伊德用数百页的篇幅描述和分析了人们的夜间心理活动，并回顾了以前的文献。德国睡眠研究者提出过许多我们今天在神经科学期刊上所看到的想法，但也许是因为战后人们对德国学术界的厌恶，以及后来的研究者都不懂德语，这些历史或多或少被遗忘了。

还有一个假设是，关于睡眠的脑电图研究必须依赖于对快速眼动睡眠研究的突破，这个假设也误导了科学家们。年轻的博士泽尔达·泰普里兹（Zelda Teplitz）在 1943 年就已经对睡眠和梦的脑电图研究进行了重要的总结，但遭到了忽视。睡眠脑电图并不是一个新事物，而脑电图正变得越来越重要。从 20 世纪 30 年代起，人们开始相信电子记录设备的力量，当时的科学家发现了癫痫的脑电图特征，即每秒三次的棘慢复合波形。后来，这一发现又强化了另一个观点，即某种特定功能或某种特定功能的缺失可能与依照脑电图划分的睡眠阶段相关联。

科学期刊上、报纸、电影和电视上，对脑电波的解读随处可见。人们认为，从脑电图数据中可以读出人的思维状态，比如在一部广为人知的剧集里，一名实验人员根据脑电图准确说出了被试（一名记者）正在检查数学题的答案。这名被试与脑电图设备连接在一起，实验者要求他放松，直到脑电图显示出 α 波，然后才能开始集中注意力做数学题。当被试思考问题时，α 波不见了，然后 α 波又出现了，在 α 波再次消失之前，实验者对他的同事低声说，这个被试此刻一定是在检查自己问题的答案。这段剧情展现了人们对神经科学不加批判的狂热，今天的情况其实也差不多。如今，种种关于神经科学的宣传都认为，与之相关的一系列研究结果都可以解释我们生活中的认知或情感机制。

虽然很多人可能都已经不记得了，但是脑电图曾经被用来诊断人格类型，甚至还可以帮人们挑选伴侣，就像我们现在使用脑成像技术这么做一样。如今，五颜六色的大脑“发光”图像充斥了科学期刊和媒体，但是，这些图像从来无法直接说清楚那些人们认为它们能够描绘的内容，就像大脑中产生的“波”也并不能告诉我们某个具体的想法或一个人的性格特征一样。图像上那些五颜六色的大脑其实并不是照片，而是一种统计图，我们所“看到”的大脑也不是实验被试真实的大脑，而是使用统计模板生成的图像。人们通常认为，这种反映大脑功能的方式是一种像 X 射线一样的快照，然而事实并非如此。

与照相机不同，功能性脑扫描不是一种实时技术，也不是一种光学技术，而是基于对大脑的假设，通过软件来生成图像。这并不是在否认扫描技术的价值，而是想要说明，那些呈现个别大脑过程的图像实际上只是一组统计值的表示形式。扫描图像中鲜艳的色彩可能会给我们留下深刻的印象，因为它们看起来呈现了一系列相互独立的过程。

但是，色彩的使用却引起了极大的争议，因为不同的色彩把数量差异变成了分类上的差异。这类图像所呈现的大脑中的血液氧合模式同神经元活动只是有着不太显著的关联，所以，把它们明确地识别为一个个特定的心理过程，是一个跨度极大、很有风险的步骤。

我们总是渴求着科学去解决人类的生存问题，于是，扫描技术就成了发现有关人类依恋、情绪、宗教信仰和记忆的真相的商业和科学冒险。由于扫描技术要求被试静止不动、受到一定限制，且专注于一项简单任务，因此，科学实验厚着脸皮将复杂的人类生活简化成了实验室里的简单活动，比如观看一段动画片、听一串单词、看一组照片。在执行这类任务期间，我们大脑的某些部分被认为是“活跃的”，接着又被具体化成一个个明显是由社会建构出来的类别，无论是当今所说的种种“精神障碍”还是科学人员为了自己的职业生涯而研究的“情绪”。

可悲的是，最近对“假新闻”的谴责恰恰体现了这种思维方式。人们用自由开明的姿态要求区分虚假宣传和真正重要的新闻，却因此忽略了一个历史学家、社会学家和人类学家已经讨论了140多年的事实：任何新闻的知名度都取决于社会和经济因素。播出什么内容取决于一系列复杂的决策和选择，而事实本身包含着浸满文化价值的意义和假设。可能有人会反对说，有些事实就是事实，例如某人的死讯或者夏威夷火山喷发，这些确实是事实，但是报道的时间、方式、数量以及是否会被报道都恰恰说明了文化价值在其中的影响。

毫不奇怪，在“假新闻”的媒体风潮兴起后，许多对事实真相一无所知的人走上街头，试图说服公众重新树立对科学的信念，以消除假新闻的负面作用。其实，这并不会鼓励人们像伽利略、牛顿和居里夫人当年那样，去探索科学中的社会建构，质疑对专家的信仰。人们的做法只是假定了另外一种信仰体系，并且这一次还涉及许多源自 19 世纪还原论中最激进学说的内容。这就相当于让人们只相信大脑的彩色图片，而不去了解图片的产生机制以及其中包含的科学假设。

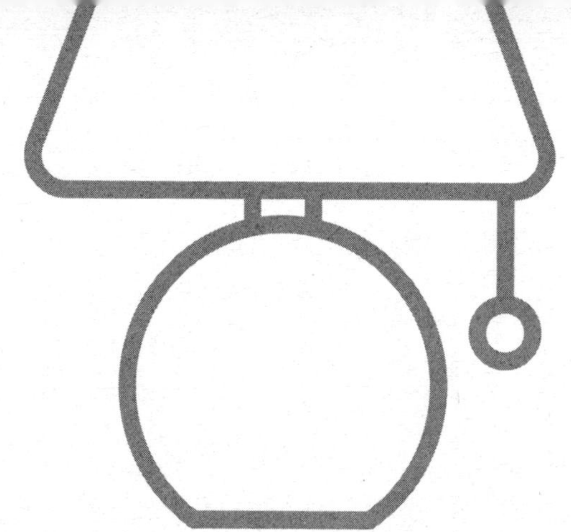

07

睡眠与记忆

WHY CAN'T WE SLEEP ?

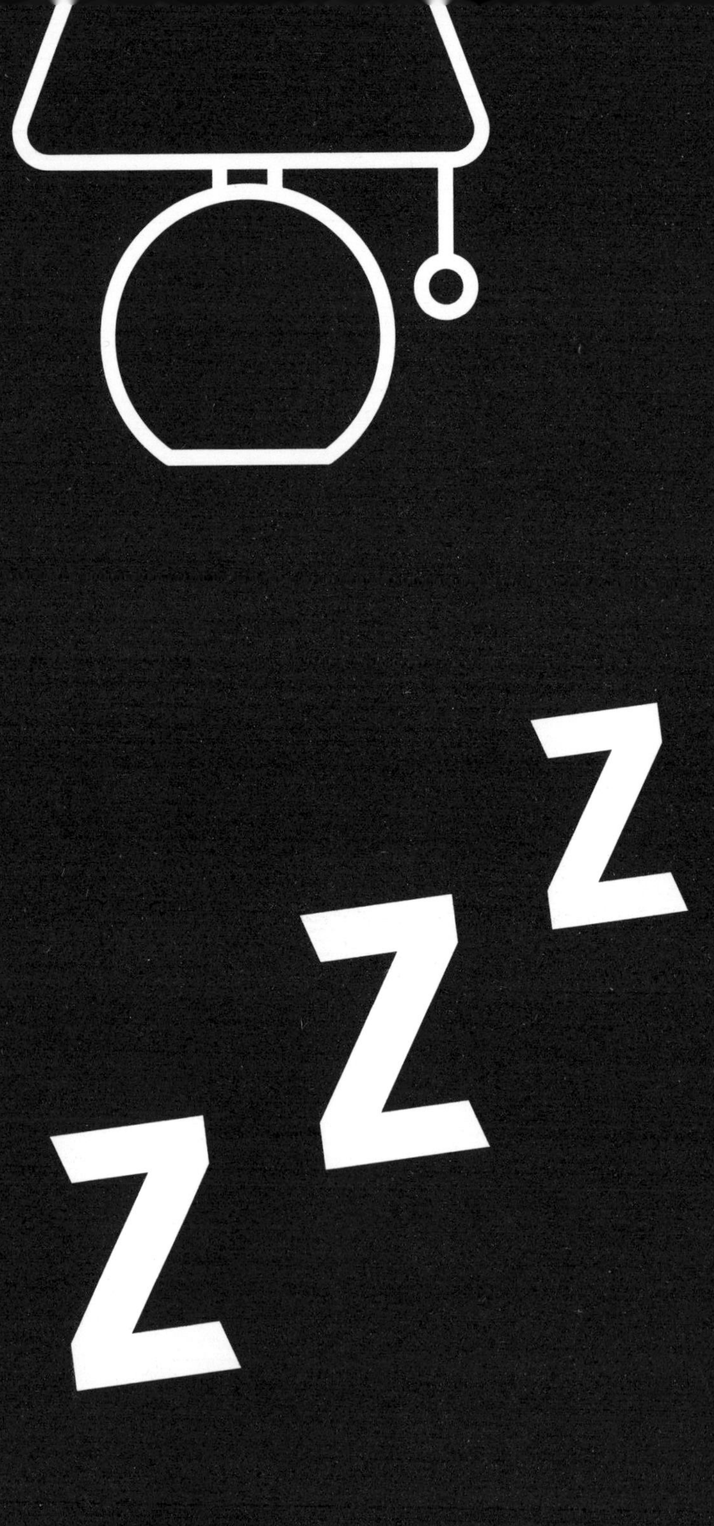
Z
Z
Z

在睡眠中整理记忆

20 世纪 50 年代初，发现快速眼动睡眠的“新闻”被大肆宣传，大众新闻和媒体都在推广芝加哥大学的研究结果。然而，尽管这一大发现被归功于克莱特曼和阿瑟林斯基，但它的出现并非无中生有。实际上，阿瑟林斯基后来声称克莱特曼对快速眼动睡眠并不感兴趣，只是远远地监督他的工作。总而言之，不管优先权的争夺之战结果如何，从 20 世纪 20 年代起就已经开始关注人类睡眠周期研究的是苏联，而不是美国。

尽管可以读俄文的克莱特曼在研究中简略引用过俄语文献，但他从未正式引用或说明过这些资料。或许这不单单和相关研究者的自负有关，也是冷战的结果。许多研究工作都是在冷战期间进行的。一项俄语研究清晰地体现了睡眠的周期性循环：在循环中，呼吸和心率变得不规则，并伴有快速的眼动，还有其他克莱特曼和阿瑟林斯基在后来所研究的现象。因此，在快速眼动睡眠被真正发现的几十年前，人们就已经关注并发现了睡眠周期。

这些历史问题还有着其他迷人之处。一种非常有影响力的对睡眠的解释是，睡眠的功能是促进和改善人类的记忆。在 19 世纪末，大众就已经知道睡眠涉及一定程度的记忆巩固了，记忆也被认为是一种丰富而复杂的现象。人们认为，睡眠可以对我们白天所接收到的新鲜印象与想法进行排序和整合，把它们从短时记忆转变为长时记忆。然而，到了 21 世纪，我们已经不再像哲学家和心理学家曾经所做的那样，区分追忆（recollection）、回忆（reminiscence）、记忆（memory）这三个概念，而是越来越多地把记忆与单词检索画上等号。科学家们向被试展示单词，或者给他们布置一系列任务，然后让他们睡觉，再在被试醒来时对其进行测试。由此衍生出的多种实验范式包括阻碍快速眼动睡眠、阻碍非快速眼动睡眠、减少睡眠量等，此外还有其他许多巧妙而不同的实验设计。

尽管陈述性记忆[①]和非陈述记忆之间有所区别，但有一件事情是恒定的，那就是人类记忆可以简化成对单词和行为序列的检索，或是研究者所说的“信息包”，至少也可以以此为模型。对许多睡眠研究者

---

① 陈述性记忆（declarative memory，又译述说记忆、宣告记忆），有时也被称为外显记忆（explicit memory），是人类长时记忆形式的一种。它指的是能够明确想起某个事件或事实的一种记忆。——译注

而言，这一点十分重要，因为我们必须能够学习那些对生存至关重要的新事实，这样才能进化。因此，人脑睡眠过程中对事实的巩固具有进化的目的。你当然不能用脑扫描仪来扫描人类生活，但是你可以通过实验来让一个人学习一组单词。海马是大脑中储存短时记忆的空间。在一项著名的心理学实验中，科学家“看到”在被试睡觉时，一股电流在海马和更大的皮层存储位置之间来回传递。显然，这个结果告诉我们，大脑“把基于事实的记忆从临时的存储仓库（海马）转移到了长期安全的保险柜（大脑皮层）”。现在，海马中的闲置空间已经被腾出来了，“被试醒来，他们的海马又具备了吸收新信息的能力，昨天留下的经验被转移到了永久的安全区域”。这真是个绝佳的好消息，因为这意味着“又能学习新知识了”！

除了疯狂对事实进行不科学的重塑外，我们还能在此清楚地看到另外一种人类的幻想，即生命的意义就在于保持事物干净整洁、清空脏乱的容器。我们实际上是通过“清洁”、“神经卫生”以及“很容易在干净整洁的办公桌上找到重要文件”来定义大脑的工作过程的。尽管几乎没有证据证明海马会被装满，或者它有清空自身的需要，但据说，被试在睡觉之前是从短时存储仓库里“提取”记忆的，而在睡眠后“记忆被移走了”，“同样的信息”要去大脑新皮层[①]中检索了，因为

① 新皮层（neocortex）是哺乳动物大脑的一部分，在脑半球顶层，2～4毫米厚，分为6层，为大脑皮层的一部分。——译注

记忆现在已经安全地生活在了这里。有人告诉我们，睡眠是为了让记忆“不过时”。因为每天都有新事情发生，所以我们需要把海马清理干净，准备好把新的知识印刻在脑子里。

心理学家和神经科学家在研究人类的行为时，往往会用考试或迷宫来表征人类的生活，这种普遍性不禁令人感到好奇。他们要么是让被试学习一些信息，然后进行测试，可能还需要做一些判断；要么是观察老鼠怎么在迷宫中寻找路线。几乎一切有目的的人类行为都可以用这样的例子来代表，通常还要加上一条注解，即人类大脑里存在寻求奖赏的通路。把人类生活想象成考试或迷宫以外的任何东西似乎都是不可能的。于是，在这一模型里，人类进化的目标不过就是赢得一场酒吧猜谜活动罢了。

值得注意的是，数百年来，我们所忙于的考试与回忆并没有关系，而是关于争论的艺术，我们花费一生奔走其中的迷宫，其魅力在于死亡是它的终点。就像记忆的历史学家乔斯琳·斯莫尔（Jocelyn Small）指出的那样，关于人类学习系统的一个最普遍的神话，便是逐字回想。她表示，与逐字逐句相反，人类学习通常是根据主题进行回忆，很少强调精确的形式记忆，这也是20世纪早期许多关于记忆的研究所表明的事实。不会有人期望一位诗人逐字背诵早期的著作，而只是复述各个主题。然而，生命或记忆的意义在于收集新的事实这一幻想在睡眠和记忆研究中占有主导地位，阻断了这一研究领域通向丰富多彩的未来的条条道路。

我们可以用自己的经历进行对比。人类的生活恰恰证实了与学习论相反的事实——人们什么都没学到，只是一次又一次地重复着同样严重的错误。应该告诉人们，他们的大脑其实有问题吗？或者告诉他们，你们睡得不够，所以无法把新的事实巩固进脑海？女人发现，某些男人确实会穷尽一生探寻新发现，而与此同时他们却记不清哪怕一件和恋爱有关的事物。睡眠研究这一科学领域是如此令人兴奋，然而它却遗憾地成了少数男性研究者贫乏想象力的奴隶。但是，公众对“科学”的渴望实在过于强烈，结果成功地遏制了来自其他文化和观点的声音。

如何研究记忆

早在 20 世纪 60 年代初期，研究者便警告人们，现有的研究可能会全部演变为有关存储和回忆的研究，这是一种还原论，从本质上重新定义了记忆：一种检索和存储少量信息的系统，用于存储我们生存所需要的事实。我们可以将其与全世界的文学进行对比。从勃朗特（Brontë）姐妹到普鲁斯特（Marcel Proust），从荷马到狄金森（Emily

Dickinson），记忆并不是一件可以丢失和找回的物体，而是一种使我们的各方面体验变得饱满和有质感的东西。斯莫尔和弗朗西斯·耶茨（Frances Yates）以古典和文艺复兴理论研究记忆，将之当作一种我们生活其中的建筑空间；而与之相反的是，较新的认知理论则使记忆成了储存在我们内部的某种东西。

记忆的桥梁连接了内部和外部空间，这种区分便因此变得更加复杂了。在16世纪，遗嘱开始将物质对象与曾经的所有者联系起来，一个箱子或一套床罩以前只是箱子或床罩，现在则成了曾经属于祖父母或父母的箱子或床罩。这样的联系显然并不能实现任何法律目的，却证明了作为一个人的过去或历史载体的物品的价值。在许多国家，监狱或住院治疗最去人性化的方面便是拿走当事人的私人财产，这就好像是剥夺了当事人放在物品里的一部分自我。

科幻文学中常常会出现记忆转移的情节，就好像一个人的生活可以被提取出来，再移植到另一个身体或容器中。在最近的翻拍美剧《西部世界》（*Westworld*）中，无穷的生命被简化为庞大数据库中的一套有限算法。但是，总会有一些多余的、无法被包含进来的东西，一些无法被一组陈述句所涵盖的残余，被刻写并呈现在客体之中。这里的记忆不再仅仅是对事实的存储或检索，更是我们如何去使用和投资事物，是一个持续不断运行的过程，并且不局限于诸如普鲁斯特式的“玛德琳瞬间"[①]，或者那些能够通往某些苦乐参半的过去的纪念品之中。科学技术显然扩展了这个网络，因为电话和计算机不断将我们艰难的甚至压倒性的体验变成图像和文字。

古典和文艺复兴时期的记忆系统通常可以追溯到西摩尼得斯（Simonides）的故事。西摩尼得斯是一位希腊诗人，在他参加一场晚宴时，天花板坍塌了，几乎所有客人都被砸死，人们很难从断骨残骸中推断出他们的身份。但是，西摩尼得斯却可以在尸体碎块上标记出名字，因为他记得事故发生前每个人所在的位置。因此，"对于那些训练过自己的这部分心智的人来说"，空间位置成了一种记忆设备。后来，空间位置和单词之间的关联还成了记忆术体系构建过程中的一条原则，即"按照位置顺序记忆事物的顺序"。所以说，单词检索的由来其实是一系列惨痛的死亡和一具具破碎的尸体。

我们很难通过单词检索实验来研究创伤、丧失与记忆之间的联系。但是，我们可以将记忆的还原模型与人类真实记忆的复杂性进行对比。不同的文化中记忆形成的概念对实际体验造成了微妙的影响，我们可能会觉得记忆是像静态照片那样的东西，或者是超 8 毫米胶片，或者是那种吓人的闪回，再不然就是自拍照。的确，人们常常不确定自己

---

① 普鲁斯特在《追忆似水年华》中写道："那第一口浮有屑的温暖茶水在碰到味蕾的一瞬间，一阵战栗穿过全身，茶水和蛋糕屑的结合为他带来无上喜悦。"指代引发重要回忆的瞬间。——译注

是“真的”记得某件事，还是只是看到过一张老照片，或者听到过某件关于童年的逸事。

当患者在心理分析中详细阐述自己的想法时，他们的沉思、梦境，有时甚至是新出现的心理症状都会改变记忆，一种历史感可以被慢慢地构建出来。我们在临床工作中经常看到，人们的记忆要么像是不带任何情感的抽象图像，要么就带着难以承受的强烈情绪。但是在这两种情况下，人们都可以用全新的方式来体会记忆，有效地把自己置于不同的位置。例如，我们可能总是用同一种情感去体验一段在童年时遭到攻击的记忆，好像那是因为自己做错了什么，或者是因为自己具有某种内在的坏品质才遭到了攻击。当我们找到看待记忆的新方式时，便会重新解释这段经验：错的是攻击我们的人，而不是我们自己。

某些情况下，当我们重新定位记忆时，不仅能为我们对外界的责备找到新的归属，还会改变其中出现的人物以及生活中重要事件发生的时间。可能在一些经历里，我们觉得自己是参与者，但其实只是目击者；或者，童年时期的恐惧症被认为是与某个深爱的人分开后出现的，但其实是在与那人分开之前就有的。这些对记忆的改写是许多心理分析和谈话疗法的基础。我们会看到，在经历一段漫长而痛苦的记忆重置后，那些缺失了的情感会重获新生；或者相反，那些强烈的情感色彩会逐渐褪去。

好与坏的对立

这样的重置过程不仅困扰着正在经历回忆的人，也困扰着那些把善与恶、受害者与攻击者彻底对立的文化。所有的自由主义者都对特朗普想要在美国与墨西哥之间建立一堵隔离墙抱有十足的戒备，因为墙一旦竖起，一侧的“好人”与另一侧的“坏人”之间的种族隔离便会变得有形化。然而，把特朗普当作纯粹邪恶的化身，必然也是把同样幼稚的分裂投射到了他的身上。在对夏洛茨维尔市的冲突发表臭名昭著的评论①时，他暗示好人中有坏人，坏人中也有好人。事情因此变得更加糟糕，因为这一言论质疑了二元对立的僵化划分，而这种划分或许恰恰是特朗普和一些他的反对者都想要的。

吕特·利斯（Ruth Leys）记录了日益增长的对记忆复杂性的抹杀，这种复杂性与创伤经历有关，呼应着好与坏、内与外的这些分类。20世纪下半叶，创伤被重新定义为影响自主主体的纯粹外部事件，这一

---

① 2017年，美国弗吉尼亚州夏洛茨维尔市政府决定移除一尊南北战争时期南方将军罗伯特·李的雕像，引来种族主义者的不满，致使一场白人种族主义集会演变成暴力冲突。特朗普对此事件的表态略显含混。他谴责暴力和仇恨行为，但没有“点名”谴责白人至上主义者，结果招致民权人士和两党议员的批评。——编者注

改变反映了从内疚到羞耻的转变。新的定义割离了主体在创伤经历中无意识的参与，于是，一些曾经流行的概念，比如“对攻击者的认同”和“幸存者内疚”现在也已经黯然失色。

虽然“对攻击者的认同”这一概念在第二次世界大战之前就已出现，但是集中营对其进行了惊人的验证。囚犯会模仿党卫军对自己的言语和肢体攻击，甚至效仿党卫军的“目标和价值观”。被普里莫·莱维（Primo Levi）称为“患难之交”的团结希望往往也会破灭，“取而代之的是 1 000 个被封锁的单独个体，他们之间只有绝望的隐藏和持续的斗争”。如今，普通大众已不再阅读 20 世纪 40 年代后期和 50 年代的许多畅销的集中营回忆录，可能也越来越不想了解集中营里的人类行为了。

取而代之的是一种所谓的对大屠杀的后资本主义解读。人们并不是靠机会和运气得以生存（几乎所有早期的言论都强调了这一点），而是依靠应变能力和生存技能。这些概念并非来自集中营幸存者的声音，而是来自商业世界。在商业世界里，人们需要具备一定的素质才能在竞争激烈的市场中求得发展。关于集中营的证言曾经描述了囚犯的残忍和背叛，而如今人们开始强调团结互助和善良、慷慨的微小举动。

我们并未将此视为严谨的科学研究结果，而是把它看作思考人类主观性的基本框架的转变，如今的框架是根据新自由主义市场的形式重塑的。正如利斯所观察到的那样，新的心理学并没有深入探索我们在创伤事件中的潜意识，而是建立并加强了受害者与施暴者之间严格的二元对立。这带来了一些严重的后果。噩梦和闪回等与创伤相关的现象仅仅被视为对创伤的简单复制，正如利斯所指出的那样，“站在一切解释之外”。这里完全没有无意识、幻想或强迫性重复等重要概念的一席之地。

对重要概念的忽视与我们一直在讨论的睡眠研究息息相关。如果一个躺在床上尚未入睡的人无法摆脱某些图像的闪回，如果一个人被强烈而恐惧的情绪唤醒，那么按照上文的概念，我们可以简单地把这些出现在他们身上的感觉理解成是过往经历的照片。如此而已，再没有更进一步的解释了，就好像根本没有什么需要去解释或理解的东西。这些在夜间发生的现象一旦被视为某种经验的烙印，那么消除它们就变成了最合理的选择，不是吗？

一些睡眠保健专家非常明确地主张删除记忆，比如马修·沃克（Matthew Walker）。马修·沃克希望“开发一种准确的方法，以便在有明确的临床需要时，选择性地减弱或删除个人记忆存储库中的某些记忆”。这种行为卫生准则在无数奥威尔式小说[①]里出现过。这样的行

① 指反乌托邦文学。此类文学通常描绘令人恐惧的假想社群或社会，是一种与理想社会相反的极端恶劣的社会最终形态，常常表征为反人类、极权政府、生态灾难或其他社会性的灾难性衰败。——译注

为无疑遵循了分离的逻辑，许多非人道的可怕行为恰恰以此为基础。其实，删除记忆的想法在关于未来的黑暗愿景中如此普遍绝非偶然，然而这就导致了另一个问题：谁来决定所谓的“临床需求”呢？是患者，还是医生或国家？

在这个问题上，重要的并不是删除那些被误认为只是一些信息的记忆，而是在记忆中重新定义一个人的位置，这意味着将回忆重写，并把它们重新置于一段历史中。从古至今，一切采取镇压政策的政府都一直在为消除记忆而努力，例如早期罗马人试图抹去所有关于罗马帝国第十一位皇帝图密善（Domitian）的痕迹。这让人想到《麦克白》（*Macbeth*）中的著名台词：

> 你难道不能诊治那种病态的心理，
> 从记忆里拔去一桩根深蒂固的忧郁，
> 拭掉那些在脑筋中的烦恼，
> 用一种使人忘却一切的甘美的药剂，
> 把那堆满胸间、重压在心头的积毒扫除干净？[①]

我们意识到，记忆并不会像手机里存储的照片那样一成不变，而是会不断地被改写。事情因此变得更糟糕了，就像20世纪初以来心理学家一直试图说明的那样。与某些经验的复制不同，我们在生活中所

① 引自朱生豪译本。——译注

关注的事情，还有希望发生或应该发生的事情，都是不断变化的，记忆会被这些不断变化的事物所重塑、翻新、修改和转移。

此外，将记忆视为独一无二的私人问题也是行不通的，因为记忆与我们身处的社会和政治空间有关。如果社群或团体中的每个人都拒绝承认某一悲剧造成的损失或灾难，那么我们又为什么要记住它呢？在这里，记忆将取决于它对其他人的意义。正如人类学家莱斯利·德怀尔（Leslie Dwyer）和德贡·桑蒂卡玛（Degung Santikarma）所指出的那样，我们不能把记忆这件事简化为“记住”和“遗忘”这两个概念，就好像是要对某些外部事件采取一个坚定的立场一样。德怀尔和桑蒂卡玛采访了一位因20世纪60年代印度尼西亚的反共清洗而失去了哥哥并被囚禁的巴厘岛男子。在采访中，他们问了这名男子一些可能令他难过的问题，并为此向他道歉。他回答：“你们并没有让我记起这些，我至死都会一直带着这些回忆。是它们让我知道自己还活着。”

问题并不在于试图消除记忆，而是要给记忆发声的机会，允许这些“被记录下来的麻烦”变成言语，得到澄清。此外，还有另外一个也许更危险的想法。一些睡眠科学家认为，非快速眼动睡眠阶段的任务是“清理并剔除不必要的神经连接”，而快速眼动睡眠阶段的作用则是“增强”连接。于是，针对我们巨细靡遗的自传体记忆，非快速眼动睡眠会剔除其中多余的内容，然后快速眼动睡眠则努力增强剩余的连接。“剔除”和“增强”交替进行，在整个睡眠周期中循环往复。只有重要的元素得以保留，所以，大脑必须“强化”和增强它们。有趣的是，这种关于记忆的选择似乎是一种幼稚的社会达尔文主义，弱者和多余的东西被淘汰掉，强者和重要的东西得以生存。但是，正如优生学理论将人类分为弱者和强者、多余的和必要的，我们在这里不是也看到了同样的原则吗？

这种划分对许多睡眠和睡眠保健的现代概念至关重要。留强去弱过去是，现在也仍然是人类历史上一些最值得悔恨的事件背后的逻辑。因此，我们非常失望地看到，睡眠保健专家又犯了同样的错误，将人类分为“正常”和“不正常”的两个物种。他们甚至说，青少年没有和成年人一样“理性”的大脑。睡眠不足会危害社会，而睡眠则可以给大脑进行“深度清洁”。多亏了睡眠，正常人才能精神焕发，理性地理解周围的世界，而其余不正常的人则做不到这些。他们“对世界中的社交和情感理解不准确”，于是便会采取“不适当的决定和行为，可能会造成严重后果”，对社会构成威胁。是的，按照逻辑，我们应该消除这些不正常的人——我是说治愈他们。

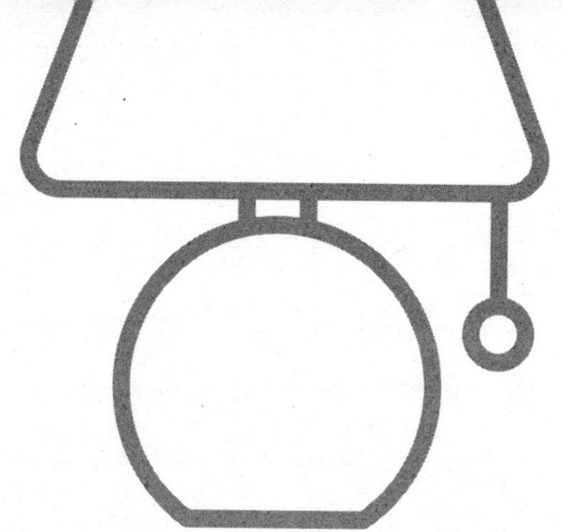

08

难逃创伤

WHY CAN'T WE SLEEP?

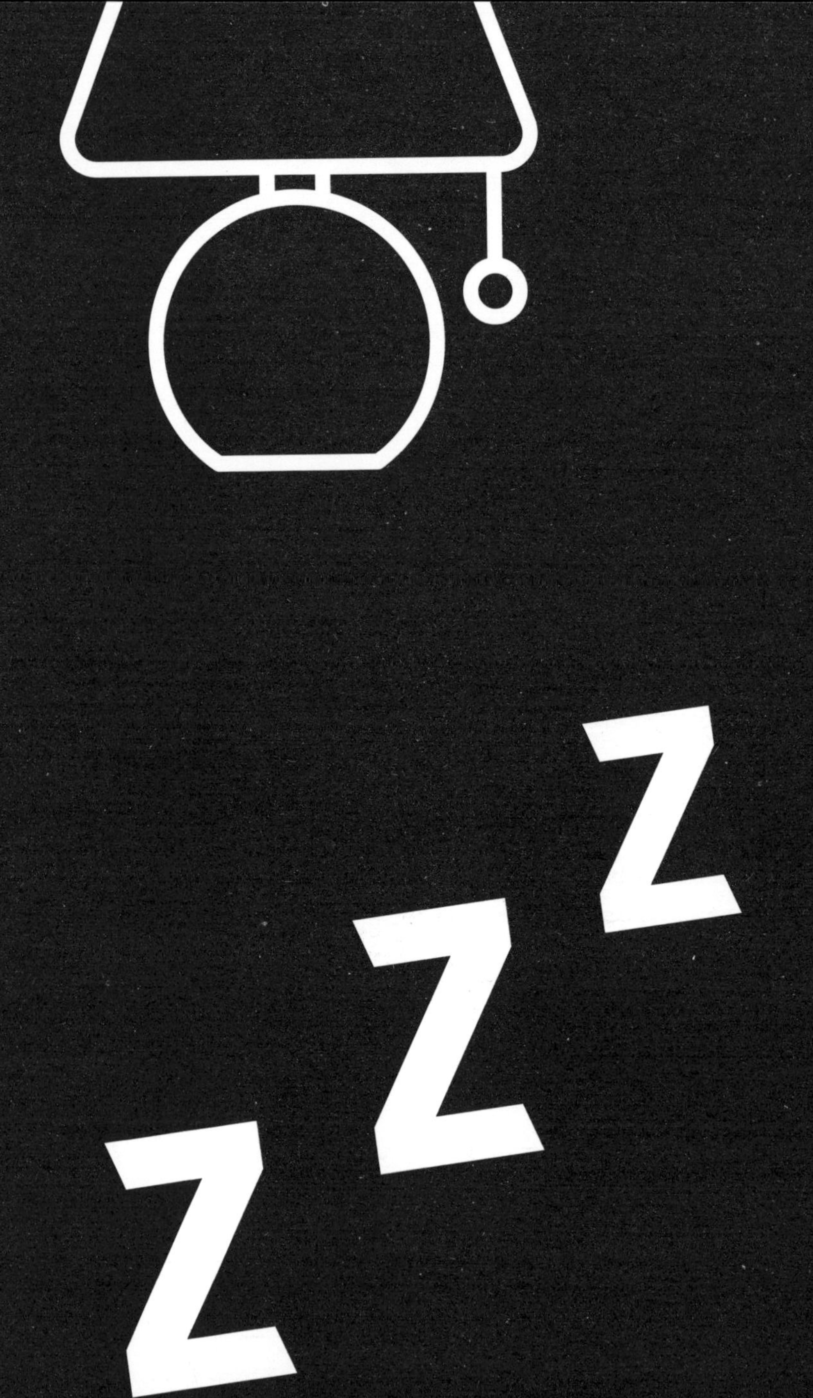
ZZZ

形形色色的创伤

寻找创伤性记忆往往就像是要找到一块缺失的拼图。许多已发表的临床病例报告和出现在媒体上的创伤人群都印证了这一观点。有无数惊悚片和电视连续剧的故事线都是围绕着一个被掩盖的创伤展开，当核心创伤在故事结尾被曝光时，一切都得到了解释。尽管一些过去的回忆可以使人们对生活有一个全新的认识，但我们往往需要去探索创伤记忆与故事之间的联系，而事实上，创伤与记忆之间的联系的确非常重要。

在许多情况下，创伤所留下的只是一些周遭的细节：一件家具的纹理，墙纸的图案，窗外的景色。我们想不起当时的具体事件，而标志着确实可能发生过什么的都是一些偶然的细节，那些可能会在数十年的梦境和噩梦中重现的东西。亚里士多德建议按照一定的顺序记忆，这样，只要记住两头的东西，你就能想起中间的。可是这样的话，我们往往只能记住两头的东西。这有点像有时候我们想在书中找到一段话，只记得它在页面的左上方，却怎么也想不起来具体的页码或章节。

尽管20世纪50、60年代的研究者认识到了这一点，但今天的一些睡眠研究者再次误解了基本的概念。科学家们假设一个人的童年记忆是某种情感事件，如“与母亲失散”或“在街上被汽车撞倒”。实验者希望证明快速眼动睡眠有助于分离情绪与记忆，以便我们保留“信息”，同时不会因事件中的情感力量而“瘫痪”。被试被置于磁共振成像设备中，实验者向他们呈现了一些“情绪化”的图像，估算其大脑中的血氧含量。

这种实验并不少见。它忽略了一个事实，即人们的过往经历各有不同，所以对一个人而言痛苦的事情，对另一个人而言却未必如此。此外，琐碎或偶然的细节也可能会取代或掩盖更强烈的回忆。实际上，当我倾听人们对童年的描述时，最常见的早期记忆往往是那些几乎没有任何情感色彩的片段，都是一些随机的场景或交谈，而在几个月或几年后，它们才显示出与更重要的治疗素材之间的联系。

在1965年进行的一项早期实验中，赫尔曼·威特金（Herman Witkin）和海伦·刘易斯（Helen Lewis）研究了睡前刺激对梦的影响。他们向男性被试呈现不同的电影片段。第一段是关于分娩的图像：一个女人的阴道中被插入了真空吸出器，产科医生沾满鲜血的手套拉动着一条伸出来的链子，随后，医生对产妇进行了会阴侧切。第二段是一部关于包皮环切的恐怖的纪录片：锋利的石头在阴茎侧面切开一个切口，这个流着血的人被置于火上。在第三段影片中，一只母猴子用腿把自己死去的孩子拽过来，吃掉了它的尸体。最后一个片段是一次愉快的旅行，影片介绍了美国远西地区的社会和经济特征。

第一个被试在看完分娩录像后梦到一个公园里有一些大学生，还有一群穿着白色衣服和戴着长长的白手套的女孩。蜜蜂在给花朵授粉，而女孩们不希望男孩子看到她们的胳膊和手肘。另外一个被试在看完第三段录像后梦到了水池里的青蛙，他报告说自己看到的图像十分清晰，仿佛“就在眼前”。这个被试对此产生了共鸣，想起自己小时候会残忍地折磨青蛙，将它们扔过砖砌的焚化炉，杀死它们。另一个看完猴子录像的被试梦见母亲告诉自己，要和朋友一起吃晚饭，并在梦中困惑地发现母亲和自己是同龄人。影片中的食人主题和年龄差异都被颠倒了，就像纯白色的手套把影片里浸透鲜血的双手掩盖了一样。

威特金和刘易斯发现，在观看电影之后，被试的梦中出现了许多象征受精和分娩的内容。他们还得出了一个结论，如果在睡前接受令人不适的刺激，人们就会很难回忆起梦境。相比于观看旅行影片的被试，密集的象征使得其他被试的梦境变得更加晦涩和难以理解，就好像其他被试必须对自己的梦境做更多的加密处理。威特金和刘易斯与其他研究者争辩道，被试报告没有做梦的关键原因并不是真的没做梦，而是他们想不起来自己梦到了什么。他们还指出，实验中有好几个被试未能认出自己在不久前刚刚报告过的梦境。

这样的实验告诉我们的，往往更多是关于实验者的真相，而非他们对被试做了什么。刘易斯和威特金敏感地认为，我们永远无法预测图像或单词将如何影响某人；而如今，人们的看法恰恰相反。我们假设有一些图像本质上就是会令人不适或愉悦的，这其实是假设所有人都是相似的。然而，同样的暴力场景可能会让一个人害怕，对另一个人则没有影响，甚至还可能引发另外一些人的性唤起。在这里，重要的是个体的既往经验，以及他们在不同的经验里身处的角色。

1998 年，苏哈托（Suharto）总统的独裁统治垮台后，巴厘岛的宣传组织试图为 20 世纪 60 年代中期反共清洗运动的受害者提供团体心理治疗，因为这些人目睹了全国人口中 5%～ 8%的人被杀害，还有数以万计的袭击和监禁事件。当时，可用资源只有一家美国公司，这家公司向当地居民售卖缓解心理压力的技巧。然而，当他们指导当地人用想象白色沙滩的方式来给内心带来平静时，这种想象反而让当地居民感到不安：毕竟，他们都是渔民，而大海对他们的意义与对美国城市居民的意义显然是不同的。

正如历史重新定义了创伤的概念一样，我们对创伤的反应方式、创伤具体是什么，都是因人而异的。美国内战期间，战争创伤的主要症状是易激惹；在第一次世界大战中，主要症状则是弹震症（又称炮弹休克症）；在第二次世界大战中，又变成了战斗疲劳症；接下来，在越南战争之后，创伤后应激障碍（PTSD）这个词出现了。创伤后应激障碍的症状主要有对创伤事件的重历、回避与创伤相关的刺激、反应麻木、过度兴奋等。这些相关联的症状会出现在睡眠问题和过度警觉的状态中。虽然创伤后应激障碍的诊断对一些人是有用的，但还有许多人因为不符合上述症状而无法获得帮助。根据另一项统计，所有在战时经历了创伤事件的人中，约有 75% 并没有出现创伤后应激障碍的症状，然而他们却依然经受着痛苦的折磨。

对睡眠的看法决定了我们如何定义睡眠障碍。同样，对创伤的看法也会影响对创伤后应激障碍等疾病的定义。从历史的角度看，创伤后应激障碍的治疗重点曾经是各种身体症状；而如今，医学重点已越来越多地转移到记忆及其给患者带来的困扰上。快速眼动睡眠有助于将白天的经验和短时记忆转变为长时记忆，这个旧观念再次被用来解释与创伤后应激障碍这类疾病相关的现象。有人认为，创伤后应激障碍的原因是创伤被留在了短时记忆中，因此，大脑会被环境线索迅速触发，回忆起当时发生的事情。这就意味着门铃声或其他任何突然出现的普通声响都会把你立刻丢回战场。

创伤性记忆需要进入另一个存储系统，而我们知道，这项工作是由睡眠完成的。但是，这些科学论据因为一些事情而变得不那么简单：

那些以短时记忆形式出现的东西，比如闪回和噩梦，通常并未真正发生在当事人的身上。有些人可能会出现被困在瓦砾下的闪回，但实际上他们从未遭遇过爆炸事件。当事人感受到的那些栩栩如生的画面并不一定是真实的经历。有趣的是，当越战退伍军人描述自己被外星人绑架的经历时，表现出的与创伤相关的生理反应比他们描述战斗时更强烈，他们的心跳和呼吸加快、汗如雨下。

创伤问题是很复杂的。我们经常发现，最具有侵入性的记忆实际上是人们从朋友、熟人甚至电视节目中听到的记忆。那些无法忍受和无法想象的体验其实是别人的记忆。这让事情变得更恐怖了，这种从他人那里借来的记忆足以使人们被噩梦折磨多年。我曾经接待过一位患者，她在咨询室里描述了自己小时候被继父性侵的故事。这位患者讲述的细节十分精确，情节和地点也都很清晰。但是，经过一段时间的心理分析，她意识到这个场景实际上是她从一个好朋友那里照搬过来的。她的朋友在父母分居后向她讲述了自己被继父虐待的事情，这个现成的故事取代了她自己的创伤。相比之下，她反而不太记得自己真实经历过的创伤，只能回忆起一些感觉的碎片。

另一个众所周知的例子是罗纳德·里根。他在1980年的竞选中，回忆起战时的故事。他讲道，一架轰炸机被击中准备撤离时，飞机后部一名年轻的炮手因为伤势过重，无法与其他机组人员一起跳伞。里根眼含热泪地引用其中一名飞行员所说的话：“没关系，要走就一起走。”然而事实证明，这个故事是 1944 年的电影《飞行之翼》（*A Wing and a Prayer*）中的情节，可是它们却成了里根自己的记忆。

就像借来的记忆可以代替不敢想象和难以承受的事物一样，某些画面，尤其是那些看起来似乎具有绝对美感的画面也可以做到这一点。约瑟夫·罗伯森（Joseph Robertson）曾跟随美国第 30 步兵团在突出部之役（Battle of the Bulge）中作战。他描述道，自己当时躲在一棵倒下的树后面，看到前方的田野里出现了德国士兵。其中一个还是个小男孩的士兵沿着一条沟渠向他爬过来。当那个士兵离他只有不到一米远时，罗伯森尖叫着向他投降。男孩士兵举起了枪，但是罗伯森抢先一步扣动了扳机。当天晚上他睡着了，但他的余生都被这个蓝眼睛、白皮肤的金发士兵的亡灵所折磨。“他那么英俊，就像个小天使。”50 多年后，他仍然会在夜晚哭醒，年轻士兵具有绝对毁灭性的美丽画面让他把那件事称为“我一生中最悲伤的时刻”。

像借来的记忆一样，美丽的画面成了创伤的替代品，标志着那些难以想象的恐怖时刻。有时，仅仅尝试回忆这样的时刻就是危险的，而且对当事人没有任何帮助。于是，在许多情况下，与其试图将这些恐怖时刻强行输出为某种形式的叙述或回忆，将其直接标记成创伤其实是更明智的选择。我们必须明白，把创伤与其他回忆划分开，并不等于记住创伤。许多文学和艺术作品也告诉我们，对作品的题词和标记并不等于展现作品本身。

不过，这些关于创伤和记忆的理论确实有很多利害关系掺杂其中。有时，许多寻求庇护的人想要获得难民身份，就必须把自己的经历变成一个连贯的、前后一致的故事讲出来，这种要求与我们刚才所说的创伤的某些基本特质是冲突的。讽刺的是，同样是在这些国家里，警察们经常发现，当所谓的强奸或攻击受害者总是保持一致的陈述时，事件的真实性往往不是那么高。这是因为创伤会让人们的主体性破损，身体和心理界限割裂，所以，创伤当然无法催生出一个好故事。相反，创伤所带来的往往是一个个矛盾、前后不一致和充满错误的故事。而且因为痛苦难以言表，我们有时便会借鉴他人的记忆和经验。

以梦为屏

关于创伤的问题也可以告诉我们一些有关睡眠的知识。临床心理医生都知道，创伤事件进入梦中是一种进步的标志，因为这预示着某种形式的心理变化正在发生。我曾经接待过一位患者，他知道父母在自己 3 岁时分开了，也知道自己在之后的一年里都没见到过父亲。当年，母亲将他和他的兄弟姐妹安置在车里，然后就带着他们一起离开了，没有给他们任何的事先预警或心理准备。然而，这位患者却没有任何关于家庭破碎的记忆。直到几年后，他的哥哥姐姐跟他说了这件事，他才重建了与此相关的记忆。在此之前，他只记得一家人重新团聚时从父亲那里收到的礼物，仅此而已，再无其他。然而，当我们的心理分析进行到关键时期时，这位患者开始反复做一个围着空房子转圈的梦。经过分析，这位患者现在认识到，梦中的空房子其实代表他童年时候的家。尽管家庭破碎带来的空虚和凄凉是难以忍受的，但现在，这位患者终于能把这些感觉和自己的过去联系在一起了。在顿悟之前，这些情绪总是表现为一种无能为力的沮丧，在他的日常生活中毫无来由地浮现。

有趣的是，临床经验总是与某些学术研究背道而驰。科学研究表明，在越战退伍军人或大屠杀的幸存者中，梦境的低回忆率与更好的社会功能相关。当然，这引出了一个问题，即我们如何理解一个人对社会的适应。通常，我们会从社会功能（有工作、已婚等）或人们抱怨和不抱怨生活的程度来衡量。当我们在书中读到，不记得梦境的大屠杀幸存者比那些记住梦境的幸存者的“长期适应性”更好时，可能也会好奇他们的后代适应得如何。这一代人被封锁或抹去的那些东西往往会狠狠地回馈到下一代身上；又或者，就像战后医生所记录的那样，那些东西往往还会以慢性躯体症状的形式回归。

那么梦在这里的功能是什么呢？心理分析领域的答案在很多方面都与早期睡眠研究者的想法相呼应，即梦是一种对记忆的操作。但是，这是一种非常特殊的操作，它可以对白天经历里多余的东西进行加工，将它们同无意识思维和幻想联系起来。正如弗洛伊德的一位学生所说，睡眠是“个人心理治疗”的一种形式。我们的潜意识就像是一个读者，解读我们白天经历的素材，并将它们吸收到已有的结构中。这就是为什么大多数人很难从经验中学到任何东西，也即为什么我们倾向于以同样的旧方式生活。重复的错误一犯再犯，无论它们带来的是痛苦还是满足。

为了说明这一点，我们可以一起来思考一下 2015 年的难民危机。当北非和叙利亚脆弱而拥挤的船只沉没时，成千上万死在海上的人似乎并没有给世界带来多大的麻烦，直到一张照片出现在报纸头版：土耳其的海滩上，一个人怀抱着一个已经失去生命的孩子。讨人厌的外来难民变成了如同基督教圣母般的形象，这使得人们突然间开始关心这场人类灾难，就好像基督教神话定义了这一创伤，并给它赋予了新的地位。曾经遭到拒绝、经常受到轻蔑和鄙视的事物突然变得熟悉起来，激起了传统的愤怒反应。

回到我们前面谈过的白手套之梦。做梦的被试在之前看了一部令人不适的电影，影片里包括受伤的细节和对异性生殖器官的描绘。但是在梦里，他把电影里产科医生血淋淋的手套变成了公园里女孩子们戴的漂亮白手套，这不仅仅是一种否认或消毒措施。这个做梦的被试后来想起，有一次在参加朋友的婚礼前，他想给妻子买一副红色的手套，好配她在婚礼上穿的裙子，但妻子拒绝了。他后来给妻子买的黑色手套被弄丢了，而那位结婚的朋友似乎比他活得更成功。因此，丢失、补偿和失败的主题对影片中的“新”素材进行了加工。

这也许就是潜意识在睡眠过程中所做的事情。潜意识会将令人不安的事物和新事物纳入我们童年时期就早已形成的内在结构中。当潜意识做不到这一点时，我们便会出现创伤后应激障碍的相关症状。但是，我们应该记住，经历过创伤的人并不一定会遵循现代诊断的标准。如果做梦把白天的经历与潜意识的情结联系在了一起，那么这就是在进行解读和理解。而那些难以理解的东西就成了创伤，以夜惊和其他暴力的形式清晰而恐怖地出现在非快速眼动睡眠中。

这也可以解释另一个事实，即除了婴儿、发作性睡眠病患者和服用某些药物的人以外，几乎没有人直接从快速眼动睡眠阶段进入睡眠，然而遭受创伤的退伍军人却经常出现异常的睡眠周期扭转，快速眼动睡眠阶段会在他们睡着不久或者在睡着时立刻出现。于是，一些研究者认为，他们是因为某种压力而做梦的。换句话说，做梦是为了处理那些使他们分崩离析的东西。这也解释了夜惊为什么通常会在童年后期消失：在童年后期，我们的潜意识幻想逐渐形成，它就像是某种可以把新材料塑造成形的过滤器，吸收了那些我们曾经难以理解和无法解释的经验和信息。

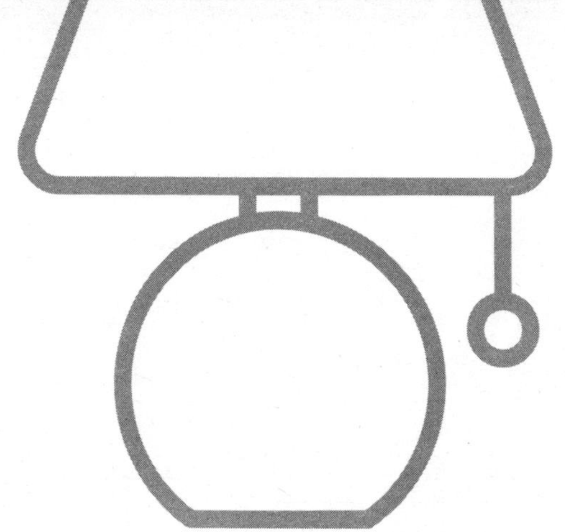

09

研究做梦

WHY CAN'T WE SLEEP?

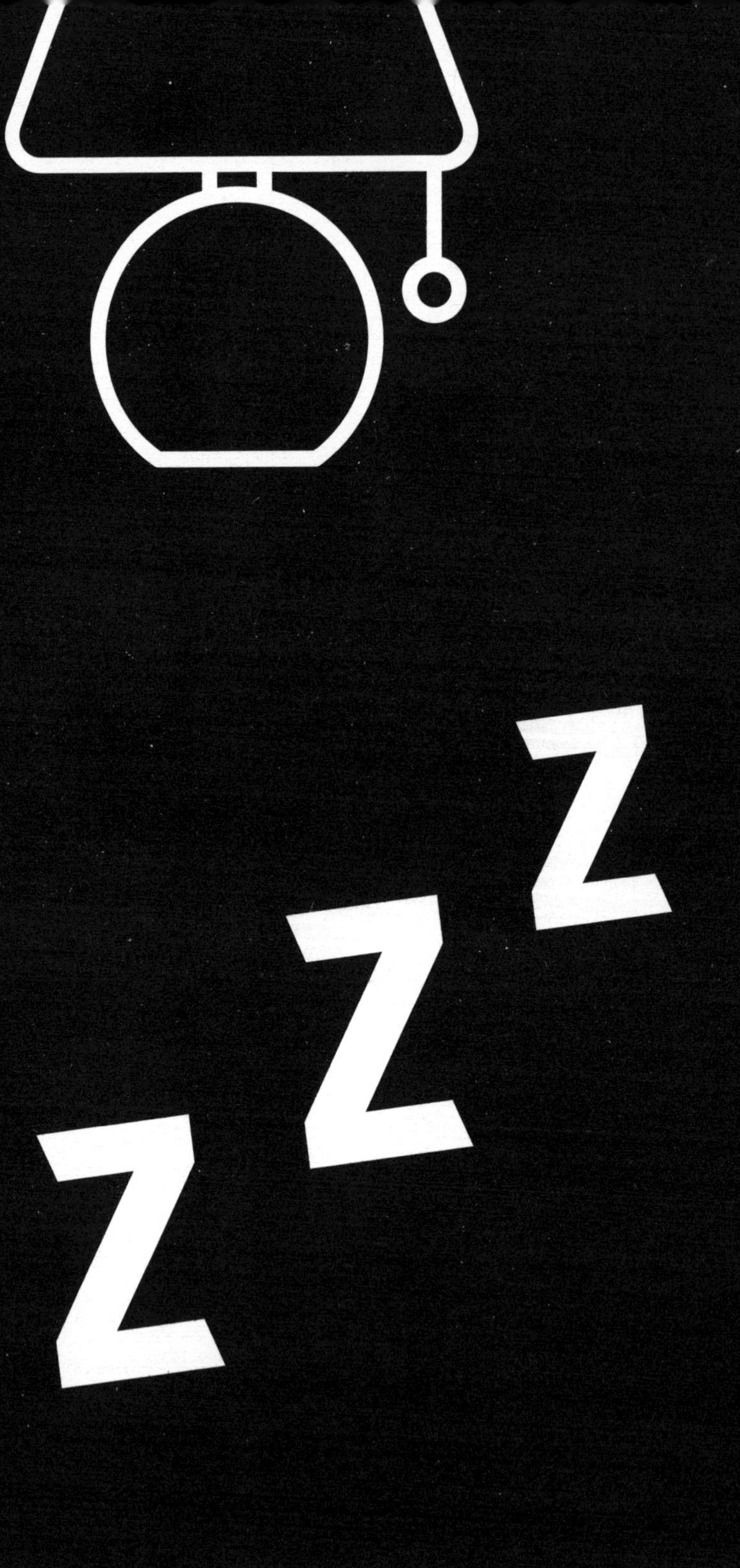

Z
Z
Z

眼动代表了什么

说到这儿，我们很难对做梦与快速眼动睡眠之间的联系避而不谈。试想一下，如果看到受创伤的退伍军人发生了快速眼动，就立刻把他们叫醒，是不是太急于把快速眼动和做梦等同起来了？快速眼球运动和做梦之间的关联早在数百年前就已为人所知。阿瑟林斯基和克莱特曼在其著作中就已经提出，眼球运动可能与对梦境图像的扫描相对应。就像我们在醒着时注视周围的世界一样，做梦时也应该会依照梦境来移动眼睛。这时，研究生威廉·德门特加入了克莱特曼的团队，他们就这一问题以及其他与梦相关的问题进行了实验，并在随后发现了一些鼓舞人心的研究结果。

他们仔细地检测眼球的运动，认为眼球的运动方向和运动速度代表一个扫描的过程。如果被试的眼球在快速眼动睡眠期间从一侧到另一侧反复移动，然后被试又在醒来后报告说自己梦到了乒乓球比赛，这就似乎证明了眼球运动与睡梦中的幻觉图像之间的联系。除了眼球的运动以外，一些身体运动也会被激活。德门特报告说，他的妻子在快速眼动睡眠阶段腿部出现了明显的抖动，妻子醒来后说，自己在梦里跳舞了。在另一个被广泛引用的案例里，被试的眼球向上移动，被试在事后详细描述了自己在梦里是如何爬楼梯的。

然而几年后，大多数人都不再相信眼球运动与梦境之间的相关性了。尽管研究者幸运地发现了乒乓球和楼梯的例子，但大多数时候他们其实很难在实验中获得与眼球运动相匹配的梦境报告。而且，新生儿、早产儿和盲人的快速眼动睡眠期很长，这一事实似乎驳斥或削弱了在梦里进行视觉扫描这一实验假设。况且，我们在现实生活里也很难找到某些案例中出现的那种剧烈而持续的眼球运动。

研究者还在黑暗中饲养成组的幼犬，然后将其放置在按一定时间进行明暗循环的环境中，幼犬们都表现出了相似的快速眼动活动，这表明快速眼动睡眠是一种天生的内置程序。在某些研究者看来，这些快速的眼球运动可能是来自一些神经元的随机激活，或是源于一些其他过程，比如可能是神经连接正在逐步建立，以便让婴儿对未来的学习做好准备。实际上，新生儿的快速眼动活动通常被认为是新生神经系统的激活过程，它可以在婴儿获得更多感觉体验之前促进其大脑的生长和可塑性。

还有，我们从一开始就忽略了关于梦中视觉扫描的另一个重要问题。以乒乓球或楼梯梦境为例，我们认为，在快速眼动睡眠期间，眼球运动的方式与人们清醒时眼睛的来回运动或向上扫描是一致的。如果运动模式不匹配，那么眼球运动就与梦境不符。然而这里存在一个谬误，如果你真的观察过乒乓球比赛选手的眼睛，或者观察过人们走上楼梯时的样子，就会发现他们的眼球并不会左右或上下移动，只有动画片里的人物的眼球才会那样动。在清醒的真实生活中，我们在做这些事情的时候眼睛会转向许多不同方向。

尽管质疑眼球扫描假说的过程确实产生了一些有趣的结果，但曾经痴迷于此的德门特在几年后还是放弃了。苏珊·韦纳（Susan Weiner）和霍华德·埃里希曼（Howard Ehrlichman）观察到，当人们试图解释谚语的含义时，眼动会变得比扫描视觉形象时快得多。另一个研究团队发现，快速的眼球运动并不是因为眼球在跟随梦境中的图景，反之，当人们试图抑制一个图像而不是扫描它时，眼动速度会显著提高。从这个角度来看，我们可以认为快速眼动代表着努力去理解或不去看见某个东西，而不是与某种简单的感官跟随联系在一起。我们的确都知道，在日常生活中想要克服焦虑情绪的时候，我们往往可能会看向别的东西来缓解紧张。

一位患者讲述了自己在西区的一个夜晚感到不安，随后变得恐慌而被情绪淹没的故事。他与朋友告别后，不知道该做什么，也不知道要去哪儿。他无意中走到了电影院，看到了一部电影的名字：《别让我走》(*Never Let Me Go*)。这个名字对他来说似乎很重要。于是他买票进场，在电影放映的过程中，他努力查看屏幕的每个角落，就好像“正在国家美术馆检查一幅画”一样。只有这种持续而辛苦的视觉扫描活动才能缓解他的焦虑。在这里，眼动并不代表他在看向什么，恰恰相反，眼球的运动代表他在逃避。莫非，这就是我们疯狂看电视的原因吗？我们是想把视觉专注于屏幕，以隔绝焦虑情绪。

眼动、梦境与回忆

如果扫描假设站不住脚，那么快速眼动睡眠和梦境之间还有什么其他联系呢？最明显的联系可能就是对梦境的回忆了。德门特和克莱特曼的早期实验发现，在快速眼动睡眠阶段被唤醒的被试中，有 79% 的人报告了梦境，而从非快速眼动睡眠阶段被唤醒的人的报告率仅为 7%。不久之后，又有另一项研究分别发现了 85% 和 0% 的梦境报告率。这似乎是一个很好的结果，因为它再次证明了快速眼动和非快速眼动睡眠阶段的不同。然而，这个结果也不是那么完美。从非快速眼动睡眠阶段醒来的被试也确确实实报告了梦境，但许多研究者将其淡化为一种“心理状态”，认为那并不算是梦。因为他们觉得被试报告的那些材料更加清晰简短，概念性更强，而视觉效果较弱，更像是日常生活，故事性也比较差，相比于梦境更像是真实事件。

但这也产生了一个问题。其他睡眠实验室的研究发现，还有许多不符合上述描述的非快速眼动睡眠梦境报告。一位著名的睡眠研究者的报告则声称，非快速眼动睡眠阶段的梦境回忆率是由一种可以增加效果的药物导致的。人们还发现，研究者的性别会影响被试对梦的回忆；研究者甚至还可以通过金钱刺激，诱导被试报告梦境。读了一篇又一篇文献之后，我们发现，研究者要么迫切地希望将快速眼动睡眠和非快速眼动睡眠区分开，要么就是想承认二者之间的共同点。这一事实也许反映了研究中相关人员的个人倾向。

不久前，一个新的理论将非快速眼动睡眠梦境归结为在“非典型生理学”背景下悄然进行的“隐性的快速眼动”活动。这实质上意味着，大脑的活动并不能被清晰严格地划分成几个睡眠阶段。传统的睡眠阶段划分是站不住脚的，各阶段之间可能还有一些过渡阶段。尽管该理论质疑了划分和间隔的基本范式，但是它本身就在“隐性”地维持快速眼动和非快速眼动的二元对立，其中快速眼动睡眠被认为是做梦的阶段。基于同样的逻辑，当被试在非快速眼动睡眠阶段报告梦境时，研究者会将其解释为对先前快速眼动睡眠状态梦境的回忆，反之则不然。

还有其他一些相关变量。一项研究声称，柔和的唤醒会收获更多“思维式的”材料，而突然的唤醒会收获更多“梦境式的”材料。但是，人们也许并没有发现真正的差异，只是重新定义了梦的概念。几年前，我组织了一次关于梦的会议，参会人士有临床医生和艺术家。在讨论开始时，一位神经科学家清晰地体现出了这种转变。他指出，达利①的一些著名画作是“梦境般的”，当天展示的其他一系列图画则不是。然而实际上，那些画作正是受夜间梦境启发而创作的。在这种新的划分方式中，梦是奇怪、离奇、不合逻辑的事物，充斥着鲜艳的色彩和不可能之事。有些梦当然可能是这样的，但很多梦并非如此。仅仅把梦等同于超现实主义幻想是全然无益的。

快速眼动睡眠与非快速眼动睡眠

归根结底，梦必须是基于视觉的这一想法也值得商榷。多年前，当我第一次读到夏洛蒂·勃朗特（Charlotte Brontë）所描写的在黑暗中焦虑地躺着的简·爱时，震惊于作家的措辞：“梦仙几乎还没接近我的耳朵，便被足以使人吓得冷入骨髓的事件唬跑了。”尽管书中也描

① 萨尔瓦多·达利（Salvador Dalí），是著名的西班牙加泰罗尼亚画家，因为其超现实主义作品而闻名。——译注

述了简·爱的梦中的视觉效果，但上文的描述毫无疑问是基于听觉的。早期的睡眠研究者对睡眠期间中耳的肌肉活动感兴趣，特别是在快速眼动期，因为快速眼动期的肌肉活动让耳朵看起来就像是处于唤醒状态，倾听着什么东西一样。这样的耳部活动出现在85%的快速眼动睡眠阶段，也在快速眼动睡眠之前出现。甚至有人提出，和眼动相比，这种耳部肌肉的收缩更适合作为快速眼动睡眠的指标。

尽管克莱特曼和德门特最初将快速的眼球运动视为做梦的标志，但后来他们认为，这一切和眼球运动并没有关系，有意义的仅是脑电数据。他们无法用一个统一的结论来解释非快速眼动睡眠和快速眼动睡眠的梦境回忆之间的差异，因为无论怎么概括，总会有反例出现。而且，几乎所有的研究都是失败的，因为它们对做梦被试的个体差异性都没有予以足够的重视。哪怕是快速眼动睡眠和非快速眼动睡眠的先后顺序这种清晰的规则也并非总是成立。有一次，尽管克莱特曼本人的睡眠阶段数据预示着他会经历快速眼动睡眠阶段，但他自己并没有体验到。我们不能轻视非快速眼动睡眠的作用，只把它看作快速眼动睡眠的穷亲戚，因为非快速眼动睡眠中发生的事情可能会部分扩展到快速眼动睡眠之中。正如几项研究表明的，在同一夜唤醒非快速眼动睡眠和快速眼动睡眠之后，所得的梦境材料通常有着相似的主题，只是从不同角度，用不同方式进行了处理。

在一个实验中，被试被催眠，得到指令在梦境出现的时候做出描述。他们中的大多数人做到了这一点，并且将他们在睡眠中对梦境的描述与醒来后的描述相比较，二者往往匹配得很好，这就可以证明人们醒来后记住的确实是睡眠中出现过的梦境。然而令人惊讶的是，被试在梦中做出描述的时候并没有出现快速眼动。梦境也许来自另一个地方。

在戴维·福克斯（David Foulkes）关于睡眠和梦的著名研究中，他最初的目的就是寻找快速眼动睡眠梦境的真正起源。但是，当他将唤醒时刻从快速眼动睡眠阶段一点点回推时，并没有找到梦境回忆中断的时间点。戴维认为快速眼动睡眠阶段中并没有包含着梦境的起点，梦是在睡眠中持续进行的过程。后来的研究发现，即使在曾经被认为是睡得最深、最难以回忆起梦境的非快速眼动睡眠第四阶段，也会产生很多与快速眼动睡眠阶段并没有很大不同的梦。

这种连续性意味着“梦境”是持续发生的，或许正如我们前面提到的，它是一个对白天经历过的素材的解读过程，该过程持续一整夜，无意识的主题和动机以令人不安和意料之外的元素的形式出现在其中。一段梦境可能只是上述过程中的一小部分。于是我们又要重新回到快速眼动睡眠和非快速眼动睡眠的关系问题上。在睡眠周期中，非快速眼动睡眠几乎总是先于快速眼动睡眠出现，其出现时机似乎由之前的非快速眼动睡眠阶段的数量决定。但是，我们能不能将快速眼动睡眠看作对非快速眼动睡眠材料的处理或成果呢？或者，快速眼动睡眠是不是在试图保存非快速眼动睡眠的过程？又或者快速眼动睡眠是维持非快速眼动睡眠失败的表现？换句话说，快速眼动睡眠是不是由其他某种状态或过程的崩溃造成的，是一种修复机制，或是当前状态的一种合乎逻辑的发展？

如果我们选择从生长发育的角度看待这些问题，结论则恰恰相反：快速眼动睡眠应该比非快速眼动睡眠更“原始”，因为非快速眼动睡眠是后来才出现在新生儿的生命中的。于是，非快速眼动睡眠可能要负责处理那些最终在快速眼动睡眠中浮出水面的令人不安的元素。我们只能在非快速眼动睡眠中停留有限的时间（一两个小时），这表明该阶段可能是难以维持的。睡眠显然是一个周期性的过程，从非快速眼动睡眠阶段到类似最初的“假寐”之间隔着四五个阶段。活跃的快速眼动睡眠至少会持续 10 分钟，然后才会再次恢复宁静，但是，过渡到快速眼动睡眠的过程经常会被中断。

尽管人们通常认为非快速眼动睡眠是“宁静”的，但我们也许误解了非快速眼动睡眠期间产生的深而慢的脑波。几位研究者在被试的非快速眼动睡眠期间发现了“皮肤电反射的风暴”（GSR storms），这是一种由皮肤电活动引起的持续而强烈的唤醒状态。同样，童年和成年期的夜惊只有在非快速眼动睡眠第四阶段中才会出现，与此相比，具有高度象征意义的快速眼动睡眠梦境看起来反而更温顺。非快速眼动睡眠期间的慢波越深，持续时间越长，人的夜惊就越强烈。这可能表明，符号化的过程（即梦对信息的加密和伪装）会在快速眼动睡眠中较为密集地出现，因此，尽管在快速眼动睡眠期间，人们的眼球运动迅速、呼吸和心跳加速，但实际上这一阶段才是“更宁静”的睡眠。

相比快速眼动睡眠，人们更难记住非快速眼动睡眠期间的心理活动，这也是许多研究者认为非快速眼动睡眠期间的心理活动较少的原因。如果人们在非快速眼动睡眠期间说梦话时被唤醒，往往并不知道自己说了什么话，甚至根本不知道自己在睡梦中说了话；但是如果他们在快速眼动睡眠阶段被唤醒，就可能会记得梦境和梦话的内容。这再次表明，非快速眼动睡眠隐藏了更多的东西，如果那些被隐藏的东西进入意识层面，其强烈程度会让我们难以承受。

生理唤醒信号与生理层面真正发生的事情之间的关系是非常复杂的，难以找到完美的答案。如果有人在睡眠中不停地翻身、折腾，并在醒来后说自己做了一场噩梦，那么他快速而不规则的呼吸、加速的心律及出汗等表现便可以显而易见地同梦境联系起来。但是，还有许多其他例子可以证明，最可怕的噩梦是发生在生理上的平静时期的。一名医生连着心电图仪睡着了，几分钟后，他从一场噩梦中惊醒。他梦见自己刹车失灵，尽管拼命拉手刹，但汽车还是沿着车道冲向他的家。他报告说自己感受到了强烈的焦虑和心悸，但是他的血压、心率和心冲击描记图都没有任何变化，唯一被记录下来的只有他左手的轻微抽搐。

我们倾向于将焦虑的经历等同于身体的变化，例如出汗和心跳加快，但在这里，情绪似乎与生理分离了。身体和肌肉的参与确实与快速眼动－非快速眼动问题密切相关。但奇怪的是，克莱特曼、阿瑟林斯基和德门特的早期工作总是强调身体运动在快速眼动睡眠阶段的体现以及在非快速眼动睡眠阶段的缺失。前两位写道："在每个案例里，眼球运动时期都与明显的身体活动峰值有关。"但后来对快速眼动睡眠的定义表明，在快速眼动睡眠期间，除了诸如呼吸等必要功能的非自主肌肉外，整个身体几乎都处于瘫痪状态。在快速眼动睡眠期间，人的肌肉张力的确会显著下降，某些反射反应消失。然而在 20 世纪 30 年代的研究中，手臂肌肉电压的升高被视为做梦的标志。相比其他睡眠时期，快速眼动睡眠过程中微小的身体运动的确比较多。更明显的身体运动也可能发生，人们曾经认为这标志着梦境中的场景变化。现在的普遍观点是，肌肉张力的丧失会阻止人们把梦境付诸行动，就好像抑制运动是做梦的条件之一。

发作性睡病是一种在白天急性入睡的疾病。有趣的是，这种病的患者也会出现类似的肌肉张力的突然丧失，被称为猝倒症。而且，这种发作通常发生在患者情绪激动的时刻，比如与人争论、进行性行为、抬起手打孩子等时刻。尽管患者仍然保持着清醒状态，但身体可能会突然倒下去，如一个深受其扰的患者所言，"就像断了线的木偶一样"。不难推断，这种对肌肉的抑制是为了阻止情绪激动的行为发生。而且，如果发作性睡病患者确实能够如传言所说，直接由快速眼动阶段进入睡眠，这便代表着快速眼动睡眠确实会以某种方式关闭我们的肌肉组织，以阻止我们将不合适或不被接受的冲动付诸行动。

不过，任何解释都逃不开一个问题：为什么第一个也是最短的一个快速眼动睡眠阶段经常被“遗漏”？即便它出现了，往往也会被短暂的非快速眼动睡眠阶段打断，出现梭形波或暂时的苏醒，持续大概一个半小时之后才能进入下一个阶段。有人认为，由于夜间睡眠中的每个快速眼动睡眠阶段的生理数据都不相同，因此，不同的快速眼动睡眠可能发挥着不同的作用。实际上，许多与快速眼动睡眠有关的现象，例如不规则的脉搏和呼吸以及生殖器的勃起或充血，在这一阶段之前就已经开始了，这些生理反应或许代表着非快速眼动睡眠阶段正在瓦解，所以，如果没有快速眼动睡眠的介入，这种非快速眼动睡眠就无法持续。睡眠不足的人花在快速眼动睡眠上的时间更少，这一情况也呼应了上述观点。除此之外，发作性睡病把快速眼动睡眠强制加于清醒状态之上，这也表明快速眼动睡眠的目标或许是干预或处理强烈的情绪波动。

一位睡眠研究者在心理分析中描述道，他从一场梦中醒来后，突然意识到自己已经理解了快速眼动睡眠和非快速眼动睡眠之间的区别。他梦见自己在一个昏暗的房间里与睡眠实验室的负责人对质，因为有人指控他拿了一些文件。他感觉到自己被威胁，便因为害怕而逃跑了。

他在建筑物之间逃窜，直到跑到了一个安全的地方，发现身边是一群与他观点相似的人。在这个地方的另外一边，有一个危险的区域，他老板的同党们在那里恶狠狠地走来走去。他感觉到了三个被清晰地划分开来的空间。当我问他哪个空间是快速眼动睡眠，哪个空间是非快速眼动睡眠时，他先是回答中间的安全区域是快速眼动睡眠，黑暗、危险的空间是非快速眼动睡眠，但是到了下一次咨询时，他又改变了答案。

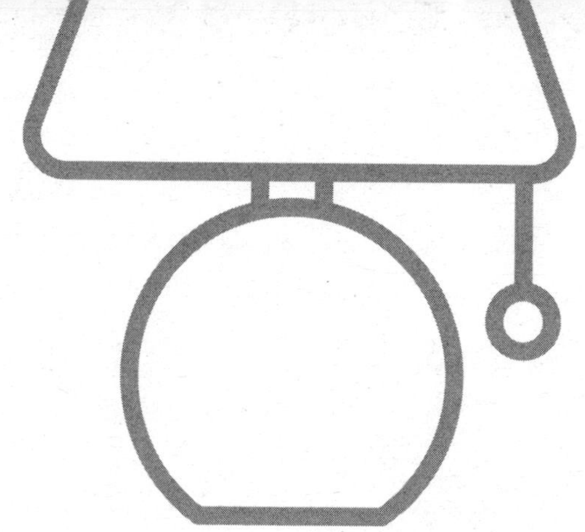

10

梦的解析

WHY CAN'T WE SLEEP?

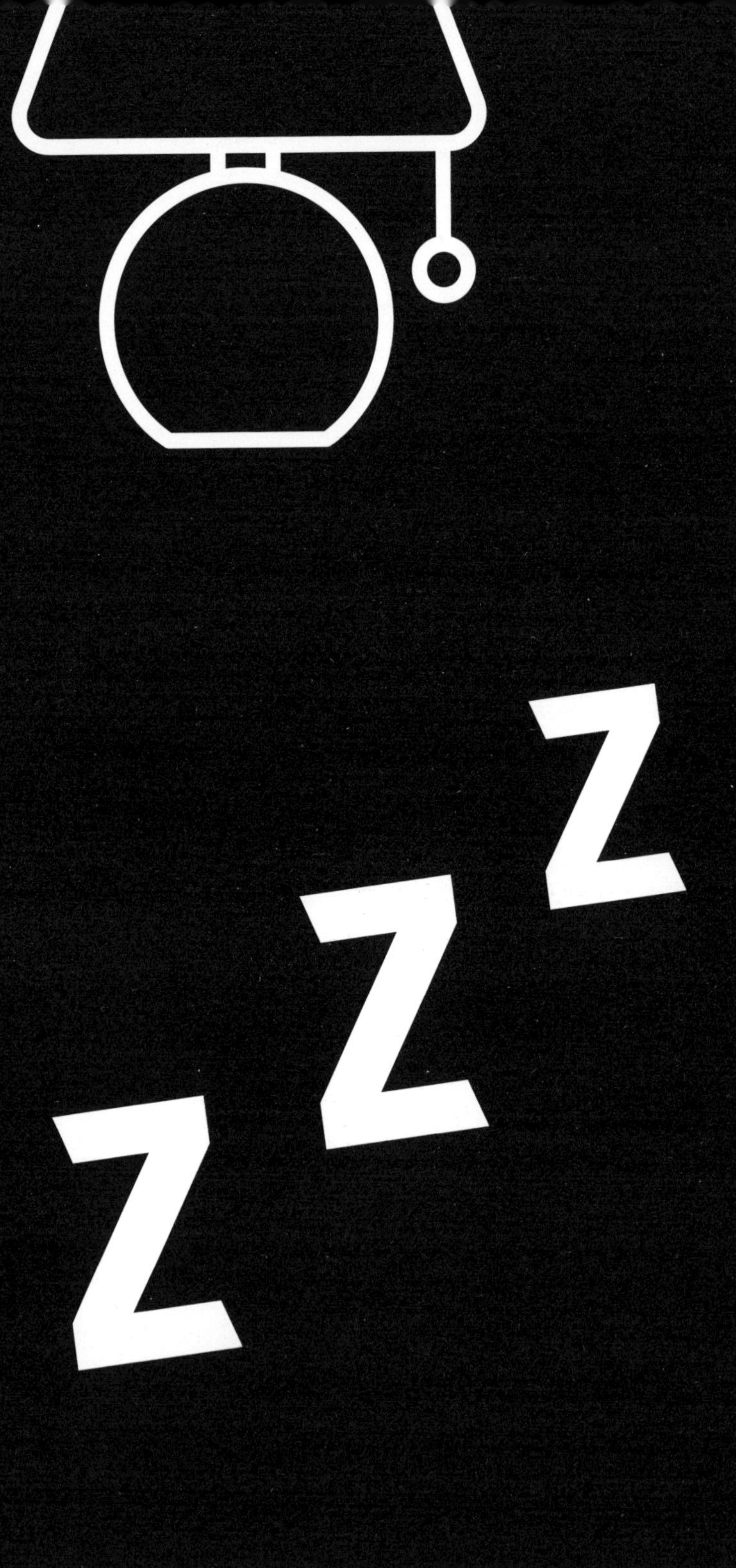

梦之愿望与梦之欲望

弗洛伊德认为，干扰睡眠的那些因素正是梦中隐含的东西。如果我们弄清楚梦的起因，就可以搞明白是什么干扰和打断了睡眠。弗洛伊德关于梦的理论似乎总是被人误解和夸大，但其实它的前提很简单。思维会在很多个层面运作，比如我们自己能觉察到的意识，还有一直在默默影响内心的前意识和无意识过程。前意识是可以进入到意识层面的，而无意识一般情况下不可以。前意识和无意识中的一些内容是由被排斥的意识构成的，因为它们无法和其他想法共存在意识层面。它们一般围绕着性和暴力的主题，我们只能从梦、疾病症状、口误以及其他因为粗心而造成的错误中推断出它们的存在。

弗洛伊德像其他所有人一样认识到，梦境似乎经常是围绕着我们在前一天遇到的问题展开的。但他辩称，表象具有欺骗性。当我们做梦时，一节无意识的车厢便会偷偷接在前意识的列车上，就像偷渡者或搭便车的人一样。这里的前意识想法可能是我们未能正确完成或正准备完成的事情，还有我们担心的事情，比如考试、看牙、一些工作上的计划、对所爱之人的挂念，以及尚未回复的电子邮件。

于是，我们便可能梦到自己正在参加考试，或者在看牙。在这里，我要向只是粗略读过弗洛伊德的读者，或者更多的那些根本懒得读他的人解释一下：上述情况说明了一个理论，即梦是愿望的实现。我们梦到了自己居然考得不错，或者看牙其实不太疼等。然而，也有许多与愿望相反的梦，比如考试不及格或者血淋淋的拔牙经历，这是不是代表弗洛伊德的理论错了呢？并不是，弗洛伊德说的并不是这个意思。任何形式的前意识思维都可以在梦中得到阐释，但关键是隐藏在其中的无意识思维，它会伪装自己，从而躲避我们的心理审查。

弗洛伊德认为，睡眠的一个条件是我们的内部审查机制会放松，于是便造成了一种危险的情况，即无意识元素浮出水面，“梦工厂”就此开业。梦的工作包括一系列加密机制，比如凝结（condensation），在凝结的作用下，多个想法会融合在一个图像或单词上；还有置换（displacement），即重点从一个要素转移到另一个要素；以及继发性修正（secondary revision），它会对梦的破损和断裂处进行编辑修饰，使梦具有错误的连贯性。伪装对于梦的构建非常重要，所以梦中的关键要素通常会隐藏得极为小心：牙医椅子的颜色、光线的质量、考试时桌子上的纹理……通过自由联想，这些细节与偷偷潜入梦中的无意识素材联系在了一起。

因此，梦之愿望和梦之欲望之间存在着差异。愿望可能会进入意识层面，并与日常问题和困难联系在一起；但我们必须从做梦者的自由联想中进行推断，才能知道他的欲望是什么。几乎所有试图评价弗洛伊德梦境理论的实验都忽略了一个事实，即这些细节与欲望都是极为个性化的，形成于每个人的独特历史中。一个最典型的误解是，安塞尔·基斯（Ancel Keys）研究了第二次世界大战期间长期饥饿对人的影响，发现研究对象梦到饮食的次数并没有显著增加。后来的实验也遵循了这个模型，研究者不让被试喝水，希望这能促使他们做更多关于止渴的梦。

这里的错误是混淆了意识或前意识层面的愿望（水）和无意识的欲望（不知道具体是什么，完全取决于个人）。此外，弗洛伊德著名的凤尾鱼故事或许进一步加深了人们的误解。他在《梦的解析》中记录了这样一个故事：每当他晚上吃凤尾鱼或很咸的食物时，都会在夜里梦见自己大口喝水，然后醒来。弗洛伊德说："口渴使人产生了喝水的愿望，而梦向我展示了愿望的实现。"这则被广泛引用的故事的确出现在弗洛伊德提出梦境理论之前的一个章节中，但是，它完全颠覆了弗洛伊德自己对梦的解释。

更全面的理论将饮水愿望的满足视为一种“不在场证明”，它可以将注意力从无意识的欲望中转移出来，而无意识欲望则隐藏在饮水所用的杯子或其他一些琐碎的细节里。但是这种欲望是难以捉摸的。它不等同于“我想喝水”或“我想杀害我的兄弟姐妹”之类的说明性句子。被分析的欲望很少能被简化成一个有意义的句子，而是存在于句子之间的空隙中。这是因为在大多数情况下，无意识并没有办法被完全呈现和表达出来。人们从来无法真正地想到无意识。

即使是最简单的梦里也可能隐藏着这样一个维度。德门特报告说，在女儿未满 2 岁时，他有一次在晚上进入女儿的卧室，注意到女儿正在经历快速眼动睡眠。女儿突然说：“摘我！摘我！”德门特叫醒了女儿，她在醒了之后大声说：“哦，爸爸，我刚才是一朵花。”这里的关键不是花，而是其他任何可以被摘的东西。但是还有另一种可能性：“摘我”（pick me）可能是“选择我”的意思。这个小朋友与兄弟姐妹或与父母中一方的竞争关系或许正是梦里的无意识主题，而这个无意识想法在无辜的花之梦中伪装了自己。

类似的例子在神话和童话故事里随处可见。在忒修斯和牛头人的故事中，英雄忒修斯向父亲保证，如果成功完成任务就会更换船帆。但是杀死野兽后，忒修斯忘记了自己的话。于是，当父亲看到旧船帆出现在地平线上时，便绝望地从悬崖上跳了下去。我们可以由此做出两种叙述：“儿子故意杀死了一个不是亲属的非人类”和“儿子意外杀死了一个人类亲属”。弗洛伊德式的欲望不等同于这些句子中的任何一个，而是在于它们之间的关系，我们可以在其中推测出杀害人类亲属的愿望。

再举一个例子。在《小红帽》的故事中，小红帽的母亲告诫她不要在探望外婆的路上与陌生人交谈。她违抗母亲的命令与大灰狼说话，但随后又拒绝与最终拯救了她的伐木人交谈。于是，我们又得到了一系列的叙述：“女儿通过与危险的非人类对话来违抗命令”和“女儿通过不与安全的人类对话而遵守命令”。通过这两个句子，我们可以推测，或许这意味着女孩和一个年长的男人之间有着危险的欲望。

在这里，欲望永远不能等同于有意义的陈述性观点，而只存在于它们之间的矛盾和不一致之中。梦就像是一种对问题的处理，围绕一个不可能的观点将材料打造出不同的轮廓和排列。这可能涉及欲望，也可能与创伤经历有关，或者两者都有。在许多情况下，梦可以提供一种对关系的解释，阐释我们是如何与重要他人进行联结的，他们又是如何与我们联结的。

弗洛伊德在《梦的解析》中做了一个出色的注解，他说：“做梦者与梦的关系，只能用两个被重要的共同要素联系起来的独立的人的融合来比拟。”使一个人满意的东西可能会给另一个人带来焦虑。

的确，梦通常是对无意识感受到的他人（几乎总是父母）的欲望而做出的反应。我们或许会感受到他人要吸引、迷恋、喂养、吞没、毁灭、破坏、欣赏或抛弃我们。梦可以将这种愿望转化为清晰的言语表达出来。于是在这种情况下，梦很可能会令人产生恐惧和焦虑。梦还可能预示着我们与他人的关系发生了转变，我们可能会因此感到宽慰或某种解脱。

一位女士在等待某个男人与自己联系，而这个男人一直保持沉默。在这段极为痛苦的时期，她梦见自己的父亲从阳台上往下扔一个球。她在心理分析中说："这可能会伤害到楼下的人，但他不在乎。"在自由联想里，她又想起了几年前的一个场景。当时，按摩治疗师告诉她，她的颈部疼痛是因为她觉得某人在伤害她。为了减轻疼痛，按摩治疗师建议她把疼痛的感觉想象成一个正在飘走的球。正如她所意识到的那样，在梦中，父亲就是那个伤害别人的人，并且他毫不在乎。既然那个球飘回来了，他便要把球再扔回去。

因此，上述梦境既是对这位女士的父女关系的洞察，又是对她目前状况的评论。对那个男人的等待只是以和她父亲同样的模式，让她的痛苦继续延伸。与许多梦不同，这个梦不需要任何解释，因为就像当事人的理解一样，它本身就是一种解释。这个梦境向她展示了自己当下所处的困境。有趣的是，她随后做的一系列梦展示了改变现状的不同可能性。在其中一个梦里，她在某人离开后痛苦地等待着；在另一个梦里，她出发去寻找那些人，并询问了他们离开的原因。

我们和凤尾鱼的故事之间距离有多远？或者说，我们离种种对弗洛伊德思想的肤浅解读有多远？举一个最近的例子，马修·沃克（Matthew Walker）曾经这样揭穿弗洛伊德式的精神分析。他要求班上的一个学生分享自己的梦，听完后，他“认真而会意地看着”那个学生，点了点头说道：“我确信自己知道你的梦是关于什么的。”经过一段时间的沉默，他解释道：“你的梦是关于时间的，更具体地说，是关于没有足够的时间去做你一生中真正想做的事情。”这个学生和班里的其他同学似乎都被说服了。然后，马修·沃克告诉大家，其实无论梦境是什么，他永远都会给出这个解释。这被认为是对弗洛伊德梦境理论的科学反驳。

关键的到底是什么？这一番表演只是让教授证明了自己在学生面前的优越性，他是那个无所不知的人，而学生则什么都不知道。甚至，揭示释梦的本质也只是为了巩固他高高在上的知识地位。从这个角度来讲，所有的实验都表明了暗示和权力在人类群体中的作用。然而，这与心理分析的理念正好相反。在心理分析中，患者在分析师的帮助下，意识到自己其实知道所有答案，而分析师从一开始就从知识或专家的高位上退了下来。这就是为什么在心理分析中没有“专家”，只有各种各样的他者。他们并不指望用自己的学识征服患者，而是虚心向其学习。

那些无法被梦隐藏的东西

1899 年，《梦的解析》出版后，弗洛伊德随后的所有著作都关注于对梦的处理而非解释。他急于平息一些学生对释梦的热忱，并破除他们对自己“过分的敬意”。尽管梦无疑是通往种种隐藏含义的媒介，但是如果分析师想要正确地进行工作，就必须放弃狂热而花哨的揭秘活动。弗洛伊德说，梦永远无法被完全地解释。就像释梦并没有既定的规则一样，梦中的符号象征也没有字典可供查阅。梦的含义因人而异，一切都取决于个体精神分析中的具体语境。

梦的意义和梦的功能是两件完全不同的事情。在后一个问题上，弗洛伊德首先相信梦的目的是保持睡眠。梦是通过同时处理内外因素来实现这一目标的，因为这些因素会使我们保持清醒：日常生活中有问题的方面将构成梦的一部分，无意识想法将它们串联在一起，尽管采取了隐藏和伪装的形式。由于被压抑的那些东西“不遵守睡觉的愿望”，因此，我们必须进行一些复杂的操作来让自己不要一直醒着。弗洛伊德认为，内部因素具有威胁性，会给我们带来危险，因此要接受审查，而审查则是形成梦的条件。这就是梦的伪装和加密。

一个正在接受分析的人从梦中醒来，只记得一个柠檬的画面。尽管当事人与这种奇怪的事物没有直接的联系，对此感到很困惑，但几周后，一段回忆徐徐浮现：5 岁时，他听到家里用人的儿子说，因为频繁的性爱，女友的阴道已经被过度拉伸了，于是，此人通过向女友的阴道里喷柠檬汁来使其收缩，并置女友的抗议于不顾。在此，无论是偷窥、施虐或受虐的主题，都已遭到削减，被简朴的梦中图像所取代。

我们应该记住，弗洛伊德所说的审查制度并不是指有一个小人儿坐在你的脑子里，决定着什么可以进入意识，什么不可以。奇怪的是，我们总是以为要有一个思考者的角色，或者说，我们误以为必须去判断什么能想，什么不能想。然而心理审查完全不是这样的。审查制度是一种结构性的改变过程，就像是压缩，它是由什么能想到和什么不能想到决定的。比如在上面的示例中，我们可能会猜测男孩并没有“我正在享受观看这种性侵害的行为”或“一个女人正在因为她享受性爱而受到惩罚”的想法。可是，虽然这种想法不可能形成，柠檬的图像却取而代之了。

入睡过程是这个问题变得最为紧迫的时候。我们在此时会任凭思想四处游荡，然而它们在被梦加密之前，可能会飘向令人不安的地方。一个男人被伴侣突然叫醒，男人惊恐地说，有一瞬间自己的脑海中浮现出了触摸自己母亲裸体的画面，紧接着出现的画面是一道将番薯和贻贝一起烤制的菜。尽管这两个画面紧紧相连，但是他完全找不到其中有任何联系，直到他在描绘那道奇怪的菜肴时说："这两个东西不应该在一起。"这恰恰是对俄狄浦斯式愿望的一种优雅而精明的包装。

梦所做的工作可能就是把危险和肉欲的想法转变成了菜肴的画面。而且还有很重要的一点，即上述例子中的男士起初根本没有想到二者之间的联系，这表明审查制度正在有效地发挥作用。如果梦的含义是显而易见的，那么加密过程就失败了。这位男士对画面进行联想，证实了番薯和贻贝同童年记忆以及男性、女性身体之间存在联系，但这都是在谨慎的精神分析之后才发生的。请诸位注意，是他的伴侣而非想法本身唤醒了他。我也很好奇如果梦境继续的话会发生什么。

我认为这是睡眠中最模糊、最少被研究的领域，因为各种心理过程之间的联系很难把握。如果我们被叫醒，或许会记得一个图像或一个想法，但是从一个元素到另一个元素的传递却很难把握。内省是有限的，遗忘的速度却快得惊人。这样的研究困境在我们顺利入睡的情况下必然会出现，因此，种种联系的暧昧不清或许正是心理过程本身的一部分。

再举一个例子，一位女士在飞机上打盹时，突然被系好安全带的广播提示惊醒。之后，她发现自己可以努力回忆起入睡那一瞬间的心理过程。她的梦境似乎概括了自己当天早些时候的想法。那时她想到，母亲展现裸体曾使她极为愤怒，而她对父亲也有着类似的谴责。接下来，她梦见自己鸟瞰一座城市，城市中有一片与众不同的区域，区域周围是向外辐射的线条，她知道那是她的父亲。然后再远一点，有一个“像是雕像或柱子的东西”，她知道那是她的母亲。梦中的城市图景好像是由横摇镜头拍摄出来的画面，相比于“更大的父亲区域”，代表着母亲的雕像很小，而且是与周围隔绝的。

这个故事的惊人之处在于这位女士的思想转变为视觉图像的过程。我们可能会猜想，如果这位女士没被惊醒，这一过程将完全被遗忘，或是沉入梦中。如果不知道她睡前的想法与梦境之间的联系，梦中的场景可能就只是又一个难以解释且毫无意义的视觉片段。这位女士最初的想法显然是十分令她困扰的，并且她一开始并没有觉察到这个想法，而是在当天的心理分析中才意识到。这个例子可以清晰地解释梦的审查机制。视觉图像是想法的变形，我们无法识别出被掩饰的想法。如果某个想法对我们而言是危险的，梦便会迅速对这个想法进行加密，从而拯救我们。

但是有的时候，某些想法出现造成的风险太大了。弗洛伊德说，如果干扰因素太强或太有存在感，我们就会干脆连睡眠一起舍弃。

我们没有选择用梦来扭曲和掩饰那些想法，而是选择失眠：我们醒了过来，放弃了睡眠状态。在这些时刻，我们感到的焦虑来自无意识的迫近，或者说是来自那些无法被无意识吸收的东西。大多数人都有过十分惊慌或恐惧地在半夜醒来的经历。弗洛伊德补充说，对于某些人来说，失眠似乎是一种故意为之的状态，因为入睡本身会使他们的审查制度被削弱。他们不会在睡梦中惊醒，因为他们一开始就根本无法入睡。

让我们睡不着的那些东西也就是让我们醒来的东西：令人烦扰而不适的无意识想法。我们要避免混淆前意识和无意识想法，许多好心的心理治疗师在应对失眠问题的时候都犯了这个错误。应对患者每日的烦恼，帮助他们放松心情，这些或许确实具有治疗意义，但是无法从根本上解决睡眠问题，因为根源在于无意识，或者说在于那些无法被无意识消化的东西，而它们是通过种种日常问题表现出来的。然而，这并没有使治疗变得容易，因为我们很难接触和改变无意识内容。为了让大家看看这些不同的元素是如何纠缠在一起的，我再举一个《梦的解析》里的例子。

一位父亲日复一日地照顾着生病的孩子。孩子不幸病逝后，父亲在放置孩子尸体的房间隔壁躺下，把门敞开，以便望着对面房间里高高的蜡烛环绕着孩子的身体。一个老人被雇来看守尸体。老人坐在旁边，嘴里喃喃地祈祷。后来，父亲睡着了，并做了下面这样一个梦。

他的孩子站在床边，抓着他的胳膊，小声地责备他说："父亲，你难道没看见我着火了吗？"父亲醒来，看到隔壁房间发出强光：看守尸体的老人睡着了，蜡烛掉落在裹尸布上，烧了起来。

弗洛伊德说，从一个层面上讲，这个梦很容易解释。昏昏欲睡的父亲眼前闪过亮光，警告了蜡烛掉落的情况，于是他从糟糕的场景中醒来了。但是问题在于，他并没有立即醒来，而是在感知（强光）和意识（火）之间，产生了一个梦。外部刺激（强光）被编织到梦中，没有立即将他唤醒，这就是无意识在梦中扮演的角色。

拉康（Lacan）在对上述梦境的评论中指出，使父亲醒来的并不是火焰发出的光，而是父子关系中难以忍受的指责，也许与父亲对儿子的内疚有关。尽管"父亲，你难道没看见我着火了吗"这个问题在一个层面上指的是火灾本身，然而除此之外，还有可能是指被火焰画面掩盖的死亡真相；而在另一个层面上，儿子认为父亲辜负了自己，死亡促使这种责备成为永恒。尽管我们对当事人和他的儿子一无所知，但这个故事引出了梦的两个不同层次：明显的、更肤浅的层次，关于当事人在现实中面临的实际问题；隐蔽的、无意识的层次，这些感觉和想法可能过于强烈，当事人无法在意识层面承受，所以可能永远不会完全觉察到它们。

从未完全睡去，从未真正醒来

那么，为什么做梦的人没有在感受到隔壁的火光时就立即醒来呢？我们对背景一无所知，按照弗洛伊德的推断，这位父亲是为了让死去的儿子在梦中活得更长一点，但是“可能还有其他从压抑中涌现的愿望逃开了我们的法眼”。也许这个梦与火灾本身为父亲提供的机会有关：沉浸在梦里那个儿子抓住自己手臂的可怕时刻，是否让他获得了一种表达自己的内疚和痛苦的方式呢？如果是这样，让他醒来的就并不是火光，而是因为这种痛苦过于剧烈，难以承受。相较于心理刺激，感官刺激是次要的。

我们或许会因此联想到布莱恩·德·帕尔玛（Brian De Palma）于1976 年执导的电影《魔女嘉莉》（*Carrie*）令人震惊的结局。电影中的女学生因为在高中毕业舞会上遭受屈辱，开始了一系列报复性的屠杀，之后又杀死了自己的母亲，最后在家自焚。她的同学苏曾参与了对嘉莉的欺凌。当苏去嘉莉的坟前献花，弯下腰放下花时，一只手从地底猛然伸出来，一把抓住了她，就像着火的梦中紧紧抓住父亲不放的孩子一样。电影里，苏在噩梦中醒来，观众进而意识到原来之前发生的事是一场梦，但梦里的内容比苏身处的现实更真实，这是已故友人向她索命的愿望以及她自己深深的负罪感的具象化。

在第一次世界大战期间，患有弹震症的士兵为了避免被梦境带回痛苦的场景之中，常常彻夜不眠，清醒地躺着。《魔女嘉莉》利用这一点设计了一次剧情转折，《猛鬼街》（*Nightmare on Elm Street*）系列则直接将其作为故事的基础原则：超自然杀手弗雷迪会进入其他角色的梦里将他们杀死；同样，他也只能在梦里被抓住和战胜。因此生死攸关的时刻并非存在于清醒时的生活中，而是在睡眠与梦的国度里。相比我们和他人共享的外在现实世界，梦的国度近在咫尺。

许多哲学思考认为，睡眠和清醒之间的界限是模糊的。上述例子可以证明这个观点或许并不是一种隐喻。精神分析学家劳伦斯·库比（Lawrence Kubie）确实认为我们永远达不到完全清醒的状态，就像我们也永远无法做到完全睡着一样。20 世纪 50 年代和 60 年代，许多以生物学为导向的睡眠研究者也都在努力证明这一点。对库比而言，睡眠状态与清醒状态之间的阻隔是相对的，而不是绝对的："我们醒着的时候，有一部分的我们睡着了；我们睡着的时候，有一部分的我们清醒着。"在快速眼动睡眠周期这一"大发现"之后，有人声称其实我们在清醒状态下也会出现同样的周期，而脑电数据并不总能迅速、严格地区分这两种状态。

尽管其中许多论点牵强附会，但人们始终处于某种清醒状态并非无稽之谈。孩子轻轻一动，母亲便闻声而醒；父亲在孩子的哭声中照睡不误，手机一震却马上醒来。在传呼机和手机出现之前，实习医生会被扩音器里特定的声音序列叫醒。如果我们有的时候能睁一只眼闭一只眼地睡觉，那当然也能“睁着”耳朵睡觉。可以证明这一点的不只有科学实验，睡眠研究者还目睹了数学家诺伯特·维纳（Norbert Wiener）能够在组会上睡到打鼾，却突然睁开眼睛发表一些与当前讨论密切相关的言论。

清醒和睡眠之间的差异确实并不总像我们希望的那样严格。我们倾向于认为清醒的概念是显而易见的，然而实际上，很难对此做出严格的定义。“睁着眼睛”并不是对清醒的合适定义，因为我们在睡眠和其他意识消失的状态下也能睁着眼睛。在一个实验中，研究者撑开睡着的被试的双眼，用一个 150 瓦的灯泡直接照射他的眼睛，还来回摇动他的手，但是脑电图没有发生任何变化，被试也没有一点点醒来的迹象。

除了睁开眼睛的定义之外，“注意力”或“与现实连接”的概念曾经也都是看上去合情合理的。但是，人们很快就发现这两个定义并非完全站得住脚。因为大多数被试在接受测试时其实并没有与现实连接。很多时候，相关或重要的刺激遭到了忽视，我们的思想会沿着奇怪的方向徘徊，自由自在地沉浸在幻想里。各位博士坦白了他们在听科学演讲时真实的思维过程，我们很难将其与“清醒”联系起来。有人想象自己对着房间里每张肖像的脸开枪；有人想象自己死的时候，灵魂会穿过钥匙孔，同时发出巨大的啸叫声；有人想象自己突然悬浮起来，并盘旋在桌子上方，让所有参会人员瞠目结舌；还有一个人想象着半身肖像画都会活过来。

同样，“注意力”这个概念也并不等同于清醒，因为正是选择性和有针对性的专注保护着我们免受痛苦和焦虑的困扰。如果我们慌张无措，就会倾向于使用注意力，去关注一个“随便什么东西”，无论是工作还是娱乐。飞机座椅后部通常放置着传单，鼓励人们将注意力转移到机舱内的某些物体上，以缓解晕机或恐惧感。专注使我们的思维远离其他干扰因素，因此，与清醒状态相比，注意力和防御的关系更紧密，或许它所抵御的正是和睡眠中所要应对的干扰因素同样的东西。

另一个类似的想法也很有吸引力，即我们其实一直是睡着的，只是偶尔因防御系统被破坏而醒来。当人在进行有节奏的单调活动，例如持续慢节奏地跳舞时，会表现出与轻度睡眠一样的脑电图模式。众所周知，士兵们可以在长途行军时睡觉。睡眠研究者伊恩·奥斯瓦尔德与一名志愿者被试在爱丁堡走了相当长一段时间，志愿者一直闭着眼睛，技术上来说，他是处于睡眠状态的。

如今的年轻人喜欢说，自己在某些问题和社会现象上“觉醒”了，就好像与之相对的平时状态是睡着的。拉康确实认为，梦见孩子着火的父亲从梦中醒来只是为了能继续入睡。我们可以将其与维克多·弗兰克（Viktor Frankl）的集中营噩梦经历做对比。在广为流传的著作《活出生命的意义》（*Man's Search for Meaning*）中，他描述了奥斯威辛的一个夜晚，自己目睹一名犯人在睡梦中痛苦地辗转反侧。弗兰克想温和地把他叫醒，但最后“收回了准备摇晃他的手”。因为弗兰克知道这会是一个错误。他相信，如果这名犯人醒来，将要面对的是恐怖的集中营，而这比人类能幻想到的任何事物都更可怕。于是，他便任由那人留在了噩梦中。

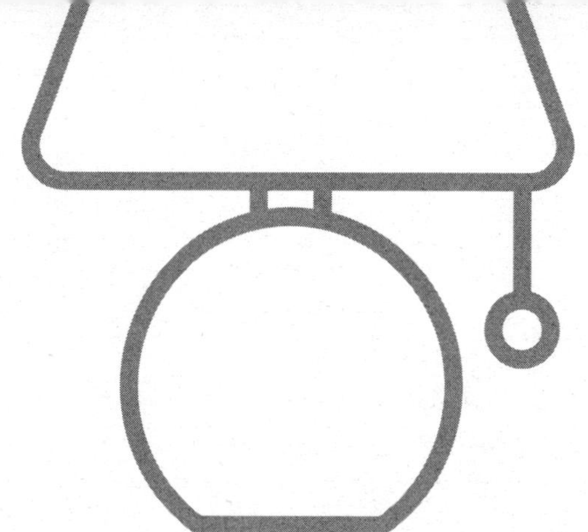

11

睡梦与语言

WHY CAN'T WE SLEEP ?

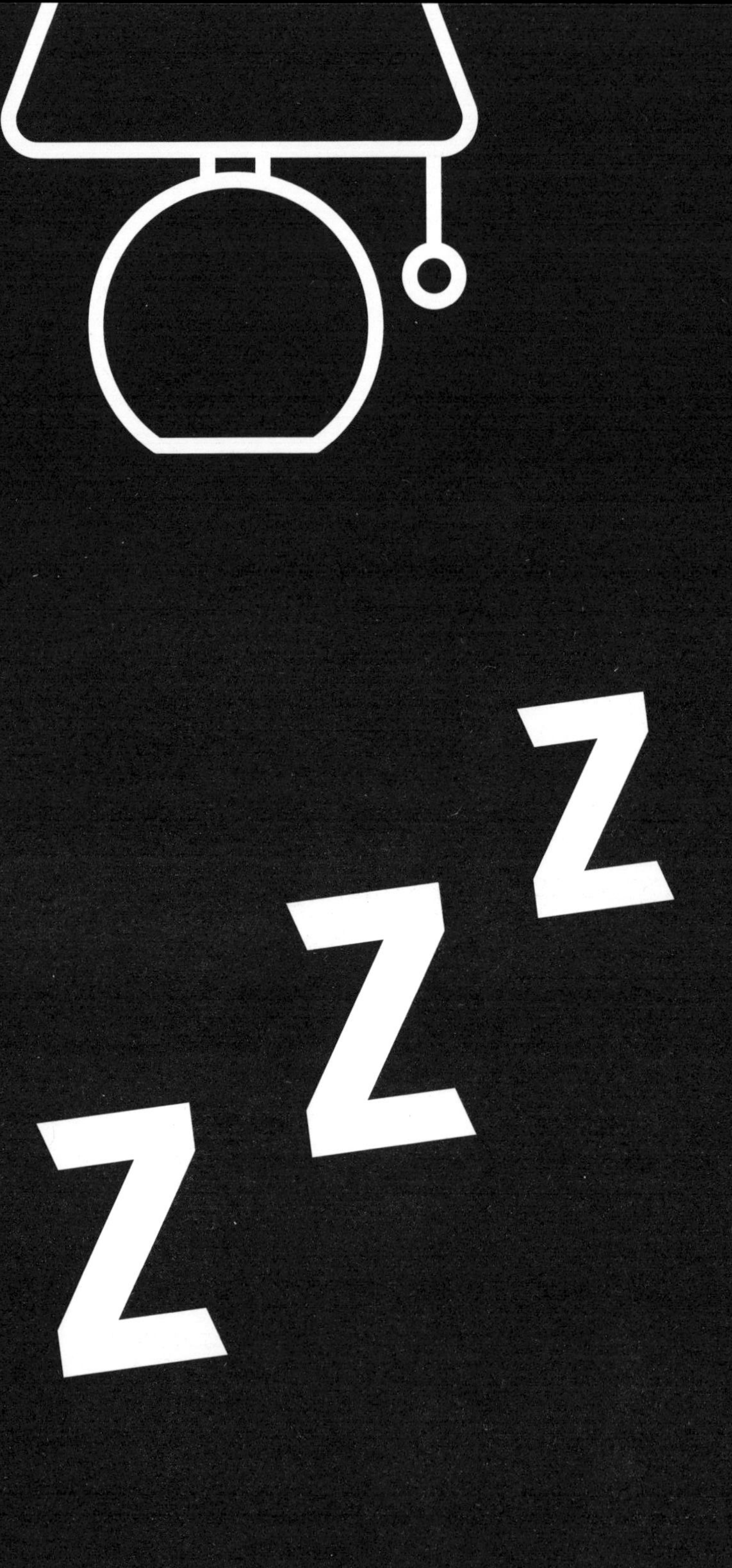
Z Z Z

在故事中入睡

我们可以从弗洛伊德的理论中看到，干扰因素可以让我们醒来，有时也可以让我们睡不着。可是无论怎样，它似乎总是与我们的意志反着来。我们很想睡觉，这种想要入睡的愿望与睡不着之间的冲突相当令人抓狂。失眠的人都知道，对睡眠的渴望本身其实反而会阻止睡眠。对渴望睡眠的心理的关注会引发某种自我催眠。人们曾经认为催眠状态就等于睡眠，直到今天，安眠药依旧被叫作"hypnotics"（催眠的英文为"hypnosis"，希腊语中"hypnos"的意思是睡觉）。在催眠术的公开表演里，催眠大师经常告诉被催眠的人："你现在将要沉沉地睡去……"

矛盾之处显而易见。渴望入睡是我们关注的焦点，然而如果想要睡着，就必须把注意力从思想和愿望上转移开来。因此，我们越努力睡觉，就越睡不着。正如狄更斯所说："我们不禁认为，睡眠焦虑是失眠的主要原因之一。”李·斯克里夫纳（Lee Scrivner）在其失眠史中很好地描述了这种循环，即睡眠的愿望最终阻碍了睡眠。许多针对失眠的疗法会让我们去想象一些东西，例如沙滩、空旷的白色房间。但是，这样的疗法可能反而会使我们保持清醒，因为尽管这些单调和重复的任务可以起到平抚心情的作用，但它们仍然需要头脑专注于某些事情。斯克里夫纳说，针对失眠症的治疗恰恰是其成因。就像诗人约翰·萨克林（John Suckling）所说的那样：“我越是渴求它，它就飞得越远。”

在许多情况下，睡眠象征了人们的渴望，这并不是某种营销效应，而仅仅是因为睡眠这件事变得无法实现了。人们辗转反侧了一个星期又一个星期，一个月又一个月，于是睡眠成了一切的中心。当我们拜访医生或心理咨询师时，睡眠总是会变成最终的治疗目标。还在白天的时候，人们就预感到自己晚上可能会睡不着，担心自己真的会失眠，于是一躺到床上便焦虑地检查自己是不是真的有失眠的迹象，第二天早晨又会计算自己到底在黑暗中清醒地躺了多久。如今，失眠症不再仅仅是夜间的清醒状态，还包括了所有对它的讨论。失眠症已成为一种欲望，这个事实本身又会使它变得更加难以改变。于是，我们必须采取其他措施。这就是为什么在这种情况下，爱常常会带来积极影响。

渴望睡眠会让我们保持清醒的悖论又带来了另一个明显的悖论。我们清醒地躺在黑夜里的时候无法停止思考，这意味着如果要入睡，思想就必须保持某种程度的沉默。仔细观察就会发现，思想往往是以语言的形式展现的。然而在很多情况下，文字却是入睡的必要条件。罗伯特·伯顿（Robert Burton）在《忧郁的解剖》（*Anatomy of Melancholy*）中建议“读令你愉快的作家的作品，直到睡着”；美国医师约瑟夫·柯林斯（Joseph Collins）也在1912年的畅销书《睡眠与失眠》（*Sleep and the Sleepless*）中的一章里介绍了“催眠阅读”，阐述了书籍可以“清空思想”，是失眠者最常用来对付恼人念头的工具。

柯林斯说，书籍就像“鸦片”，每位读者都必须选择正确的书籍“以取代漂泊不定而又持续骚扰着我们的思想”。一位失眠者说：“为了入睡，我必须把自己从思想中解脱出来，而书籍是唯一的方法。”正如孩子们需要睡前故事一样，书本可以使成年人逃脱那些让我们一直保持清醒的东西。然而，仅仅在柯林斯发表“催眠阅读”的几十年后，出版商就抱怨小说的销量下降了，因为人们越来越容易买到有效的安眠药了。那么，语言是怎样轻而易举地被药物取代的？文字又是如何帮助我们过渡到睡眠状态的呢？

精神分析学家文森特·达希（Vincent Dachy）写道，睡前故事“构思巧妙，刚好把压力控制在可以满足你，又不至于让你焦虑的程度”。故事的叙事张力保护我们免受更可怕的睡眠威胁（以及它所涉及的一切）的困扰，这既分散了我们的注意力，也让我们为抵抗它做好了准备。此外，睡前书籍显然也把可能折磨我们的主题和动机处理掉了，比如常见的爱、分离和死亡。但是，除了这些故事的实际内容之外，还有其他东西在影响我们，帮助我们入睡吗？

事实是，故事里的文字是别人的，这是不是就可以把我们从自己的思想传输到另一个空间呢？我们是不是要用别人的故事把自己和自己的故事分离开？弗洛伊德指出，入睡不仅是消除刺激，还在于改变我们与这些刺激的关系。从某种程度上说，拉窗帘、关灯、脱衣服、屏蔽噪声当然是消除刺激，但它们或许也是分离过程的象征，是对某种撤退、进入另一状态的隐喻。其实，即使这些刺激存在，我们也完全能够进入睡眠。每个人都认识几个住在喧闹马路旁边的朋友，还有开着灯也能睡着的人。

梦善于将本应唤醒我们的事物融合在一起，因此，睡眠的条件之一并不是感官刺激的缺席，而是我们对其兴趣的缩减。但是我们如何改变自己与刺激的关系呢？在日常生活中，各种手机和屏幕都体现了一种让我们必须随叫随到的要求。我们一直处于消息、问题、沟通和命令的接收端。手机和屏幕以各种各样的形式质询我们，要求我们做出回应。这是所有人类语言共有的一个特征。

传统上，语言学研究了语言的三个主要功能：指称功能、情感功能和意动功能。指称功能是关于单词如何指示对象和创造意义的；情感功能描述说话者与言语之间的关系以及语言的表达；意动功能则是在处理与受话者的关系，例如命令或询问。令人惊讶的是，这些研究领域却忽略了“有人对我说话”的实际经验，而这才是人们从生命之初就要面临的情况。在母亲的子宫内，人们就会开始对我们说话，还会谈论我们。来到这个世界之后，人们也会一直对我们说话，几乎避无可避。在掌握与照料者沟通的系统和节奏之前，我们几乎没有任何回话的余地。

我们可以抵御许多生命早期对外界的依赖，例如被喂饭，或者被强迫着做事。但是，要想抵御这种“听人说话”的基本体验则困难得多。我们可以从某些精神病患者描述的幻觉体验中看到它的原始形式。患者们能感觉到有一个声音或一双眼睛紧追着自己不放，直接对自己讲话，哪怕他们并不清楚所讲的具体内容。这也是一种酷刑的起源。我们都知道集中营里有各种可怕的肢体虐待，但是，幸存者却着重讲述了纳粹永不间断的问话折磨：点名、检查……一切都是对囚犯语音上的传唤。很明显，这种问话不会导致死亡，但每次给人带来的感觉仍然有如“在心口捅了一刀”。

我们也许在睡眠的边界上发现了语言的这个方面。尽管泰迪熊作为睡前的安抚奶嘴吸引了更多的注意力，但是文字和单词同样十分重要。在 20 世纪 60 年代初期的一项开创性研究中，露丝 · 韦尔（Ruth Weir）在 2 岁半的儿子安东尼的床边放了一个录音机。她记录了这些“婴儿的演讲”，详加分析之后得出了许多惊人的结果：演讲中充满了急切的命令，就好像婴儿正在与别人交谈，同时又挪用了自己当天收到的命令和指示。韦尔认为，这些明显的独白实际上是一种对话，安东尼好像在不断地对自己和波波玩偶讲话，否则，那些语言对他来说意义不大。

安东尼的演讲是一种言语的内化过程。他在寻找使用语言的方式，而在更早的时候，他只是那些语言的接收者。他曾经是那些语言唯一的施加对象，而现在，他可以通过“婴儿的演讲”来构建对话，换句话说，他把语言接收者的位置传递了下去。这不正是我们每晚入睡前必须发生的事情吗？当我们躺在那里，拼命试图入睡，却根本无法关闭自己的思想时，也许正是受到了语言的这个方面的攻击：我们无法关闭自己听人讲话、被人质问，或在某种意义上被人召唤的功能。

弗洛伊德说，入睡是因为我们无法“持续不断地”承受外部世界。我们可以从上文提到的“不断被质问”的角度来理解这一点。因为事实上，并没有一个能停止一切的“开关”。尽管我们所想的那些事情的确十分重要，比如工作中发生的争执、未能完成的任务、所爱之人的健康状况、尚未发送的电子邮件……但是，我们无法打破的其实是对思想的执念。躺在床边的手机、平板电脑和笔记本电脑只会将这种干扰具象化，使之更为加剧。于是，我们再次回到了为什么睡前故事如此有效的问题上。

正如荷兰哲学家扬·林斯霍滕（Jan Linschoten）所指出的那样，

睡前故事的关键在于我们不必对其做出回应。除了聆听之外，故事对我们没有任何要求，而正是这一点把故事与我们在日常生活中的其他言语体验区分开来。我们总是被要求回答、回应、服从，好在睡前故事终于能让我们松口气了。幼时的照料者对我们有命令和要求，长大后我们则日复一日地收到电子邮件、短信和指示。终于，我们找到了一个不用承担任何职责的地方。就好像收件人的功能总算关闭了，或至少暂时中止了。

摆脱召唤

睡前故事的特征呼应了另一个奇怪的夜间现象。我们如果在入睡过程中突然醒来，可能会记住异常生动的视觉图像、单词或句子。一位睡眠研究者惊醒时，脑海中是乔伊斯（James Joyce）式的句子“或者让我屈服的药物治疗”，另一位睡眠学家则在醒来时记住了“三个维度的分析几何学”。这些创作常常显得富有诗意：“战争站在红色标志上”或“我认为像蓝宝石中的水”似乎没有什么意义，但在语义上却很丰满。这些句子的语法看起来是压缩的和不连贯的，但并非总是如此，比如“发现所有梅毒都立即出现”或“他们暴露在口头交流中”。

人们经常描绘和研究这样的经历。它们的共同点是，当事人通常觉得这些图像或短语有着深刻的重要性。不管看起来多么神秘，它一定有着某种意义。晦涩的词语或图像仿佛被一种敏锐的意义串联着，就像是意义的矢量。这些入睡过程中的经历可能具有极其重要的意义，即便我们无法理解，就好像是某些谜团或问题的答案，只是我们记不起来了。

一旦将这些奇怪的体验与入睡的实际过程联系起来，我们便得以用一种新的方式来理解它们。如果睡眠需要与语言的召唤性质分离，与紧紧抓着我们不放的言语和思想分离，那么也许这些入睡前的现象是睡眠这一功能最后的门槛。它们是有人对我们讲话与没人对我们讲话之间的过渡点。毕竟，这就是为什么我们偶尔会被它们唤醒，就好像有人在呼唤我们一样。人们常常在醒来前听到了自己的名字，这正是召唤最基本的表现形式。

然而，就像研究临睡幻觉的学生们指出的那样，大多数时候，当我们被人为地唤醒而不是自己醒来时，记忆中的词语并没有特别针对任何人。有人说，如果梦是一场“冒险”，那么入睡前看到的图像就是路上的“风景”，并不需要睡眠者的参与。可是，睡前现象内部的这种二元性难道不正是关键的线索吗？我们要么被这些似乎很重要的单词和图像所唤醒，要么觉得与它们毫无关系。一旦跨过了召唤的门槛，睡眠就会变得更加容易，因为不再有言语召唤我们了。弗洛伊德说，要想睡觉，必须改变的不是刺激本身的存在，而是我们与刺激的关系。在此处，这指的就是与语言的质问和传唤功能分离开来。

这样就可以解释入睡、睡眠以及醒来的过程了。就像我们从“婴儿的演讲”或睡前故事中看到的那样：入睡时，召唤性维度减弱了，或者更确切地说，经过了处理；睡觉时，召唤功能已经被成功地避开；而醒来时，正是这个功能呼唤了我们。的确，当人们醒来时，通常会以一种紧急的方式来告诉自己“起床”，或者以专横的态度同自己交谈，而这种现象在尝试入睡时却很少见。还有十分有趣的一点，脑电图显示我们在打瞌睡时对声音的敏感性反而会增强。传统的精神分析方法在处理睡眠问题时总是倾向于关注自我，以及从睡眠到清醒的过程中自我是如何分解和重组的。但是，一旦我们将注意力转移到语言上，一个新的视角便徐徐展开了。

这可以为我们提供某些关于失眠的线索。在失眠时，我们无法与思想分离。我们的注意力不能放松，因此思想继续发挥着召唤功能。正如柯勒律治[①]所说，当头触到枕头的那一刻，“我的想法变成了它们自己的主人”。这会让我们睡不着，或者在有些时候唤醒我们。从某种意义上说，我们无法分离的不是思想或图像本身，而是它们对我们的召唤。睡眠需要我们不再受到关注，需要那些想法不再对我们喋喋不休。

---

① 塞缪尔·泰勒·柯勒律治（Samuel Taylor Coleridge，1772—1834），英国诗人和评论家。——译注

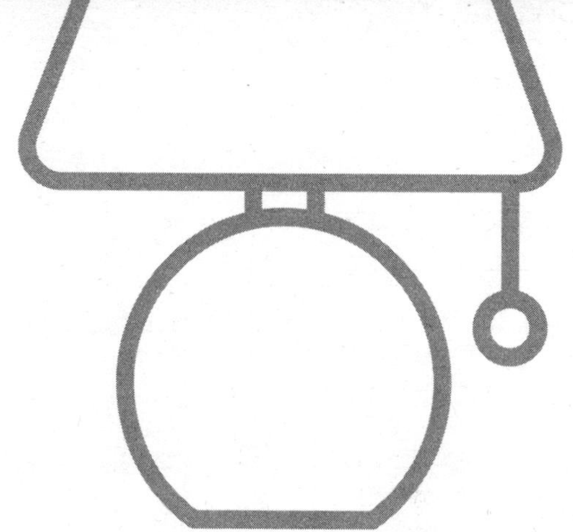

12

学会睡觉

WHY CAN'T WE SLEEP ?

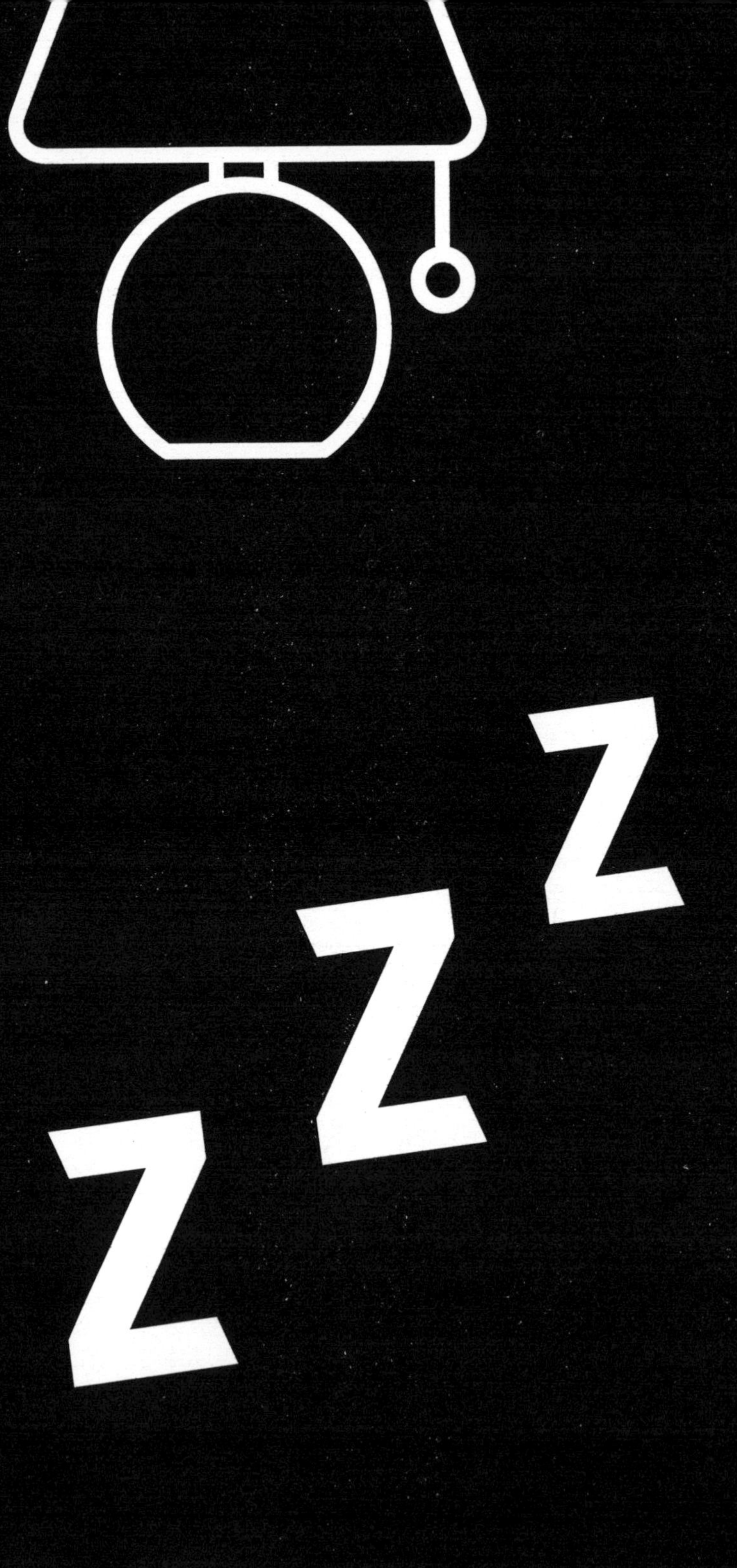
Z Z Z

婴儿如何学习睡眠

如果对睡眠的关注会阻碍睡眠，那么有没有另外一种关注可以促进睡眠呢？睡眠社会学家西蒙·威廉姆斯（Simon Williams）介绍了哲学家莫里斯·梅洛－庞蒂（Maurice Merleau-Ponty）的一项观察，该观察提出了一些有关失眠的关键问题。“酒神狄俄尼索斯的信徒通过模仿神的生活场景来召唤神祇，我则通过模仿睡眠者的呼吸和姿势来求得睡眠的拜访……有一瞬间，睡眠‘降临’了，降临在了我对它本身的模仿之上，而我成功地成了自己想成为的人。”通过与睡眠者保持一致，我们入眠了，这一过程就好像是我们复制了自己对睡眠者的想象，从而变成了他们。一位患者这样描述自己的就寝习惯：“你必须假装睡觉才能睡着。”

这真是一个奇怪的现象。既然我们不能通过模仿驾驶员的肢体语言来学会驾驶，也不能通过模仿他人的身体动作来进行任何日常的人类活动，那么我们真的会因为对睡眠的模仿而被哄骗入睡吗？几位睡眠研究者指出，抱怨自己失眠的人通常都会和身边的另一个人进行比较，表示自己想和那个人睡得一样久。梅洛－庞蒂注意到：在准备睡觉时，人的行为会表现得好像自己已经睡着了一样，并且至关重要的是，这样的行为涉及与睡眠者（也就是其他人）的隐性认同。我认为重点不在于对睡着的自己的认同，而是在于对第三方的认同。为了入睡，我们需要变成睡着的他人。

尽管这个说法听起来很让人惊讶，但这不正是我们在人生之初所经历过的吗？为了把婴儿哄睡，我们会让婴儿尽量靠近母亲的身体，并按照母亲的呼吸节奏进行调整。当母亲的心跳和呼吸变得缓慢时，孩子的心跳也缓慢下来。在子宫里的时候，婴儿的呼吸速度就已经在随着母亲的活跃和睡眠而加快和减慢了。的确，许多人在成年后都会尝试通过减慢呼吸来进行入睡的准备，就好像他们的身体节奏与一个虚拟或真实的伙伴同步了一样。在 20 世纪 40 年代，医生会把听诊器的听筒放在失眠患者的耳朵里，听诊头则放在他们的心脏上方，以产生类似的效果。同样，母亲睡眠的中断常常直接影响到孩子的睡眠，这种影响会一直持续到成年。

当我们谈论婴儿在生命的最初几周和几个月内对昼夜节律的适应，以及他们对睡眠的学习时，说的不就是婴儿对母亲对昼夜节律的适应的适应吗？母亲睡眠方式的变化会与孩子相互作用，比如众所周知，孩子在3个月左右大时会出现睡眠变化，可以安稳地从午夜时分睡到凌晨5点。此时婴儿的睡眠变得更加健康了，光照和温度的季节性变化对这种改变的影响似乎很小。在睡眠期间，婴儿肯定会醒来几次，但很快就会再次入睡，大多数父母根本不会意识到孩子的睡眠有间断。

在一项早期研究中，克莱特曼的确提出过，睡眠是一种建构。他认为婴儿在出生后10～14周的变化是他们“最早学到的表演之一”，从“必要的觉醒”转变为“选择性的觉醒”。当父母吃饭时，婴儿似乎最容易苏醒，就好像婴儿对父母正在做的事充满了好奇和兴趣。在这段时间内，婴儿在白天的睡眠时间减少，夜间的睡眠时间增加，同时夜间进食减少。从此时直到6～7个月大时，婴儿夜间睡眠的平均小时数趋于稳定。

于是，睡眠的分布发生了变化，进食从最初的昼夜无规律变得更加有条理，也更加适应昼夜周期。正如克莱特曼所观察到的那样，这是一种“适应过程”。通过适应每日的生活习惯，婴儿最初约为一小时的休息－活动周期被“修改、扭曲和部分废除”了。我们可以注意到，克莱特曼研究中的母亲大多按照婴儿的需要安排日程，而仅仅几十年前，为了加速婴儿的社会化，人们往往不在夜里给婴儿喂奶，而是放任他们哭闹。

后来的研究还发现，婴儿的睡眠节奏向一般昼夜周期的过渡，是与婴儿和抚养者的互动融合在一起的。特奥多尔·黑尔布吕格（Theodor Hellbrügge）对此进行了一系列细致的研究，阐明了婴儿怎样从更短的周期过渡到普通人的生理节奏。这些研究表明，最早影响婴儿睡眠的外界因素是与母体的接触和对黏膜的刺激，明暗则是决定节律的次级因素，此外，成年人的注视和言语对婴儿建立节律也有影响。

看来，婴儿与他人的关系是很重要的。而且，母亲自己的睡眠-觉醒周期将影响她对婴儿感知周期的适应性。尽管母亲可能按照婴儿的需要进行喂养，但也会被自己的日常活动方式和情感特性影响，这些影响决定着母亲对婴儿的反应，而婴儿会意识到母亲的反应能力、反应速度、对婴儿活动的兴趣、缺席，以及其他许多照料的细节。桑福德·吉福德（Sanford Gifford）指出，婴儿对母亲想睡觉或保持清醒的意愿高度敏感，因此孩子睡眠节奏的演变在一定程度上是通过与母亲的关系来调节的。

最大的问题是，为什么婴儿的睡眠方式会在大约3个月大的时候稳定下来？为什么婴儿会在此时开始出现深层慢波睡眠，并且睡眠的开始阶段从快速眼动睡眠变成了非快速眼动睡眠？答案似乎很明显：这和母婴关系的发展有关。婴儿研究者研究了母婴之间交互作用的范围和质量。3个月大时，睡眠模式稳定的婴儿与不稳定的婴儿之间表现出了明显的差异。起初，研究者试图将哺乳的次数与睡眠模式联系起来，然而并没有得到有效的结果。直到研究者不再紧盯着哺乳这件事不放，转而检查其他因素时，他们才意识到：母婴之间的玩耍与互动是影响婴儿睡眠模式的主要原因。母婴一起做的事情越多，婴儿的睡眠模式就越容易建立。

许多研究还认为，婴儿在 3 个月大的时候发展出了预期和延迟满足的能力，这也同母亲在哺乳前后与婴儿的互动有关。预期和延迟满足能力使婴儿不会在饥饿时立刻崩溃，而是期待着母亲的到来，因为婴儿知道母亲会来喂自己，也知道伴随着喂奶还会有一些肢体接触。在这个阶段，母亲会减少在夜间给婴儿喂奶的次数，似乎婴儿已经能够意识到母亲的暂时离开并不意味着母亲消失了。许多研究者从其他角度对这一年龄段的婴儿进行了研究，他们都将上述结果与某种预期能力联系起来，预期能力体现了婴儿明白母亲有时会离开，但也终会回来。

然而这个能力绝不是天生的。在有些婴儿的眼里，母亲一旦离开就像是进入了黑暗的无底洞，或是意味着某种背叛。这些婴儿可能在母亲回来后并不回应母亲，只是看着某处发呆，或机械地摇摇摆摆。长大后，他们可能仍会把伴侣或朋友的离开视为残酷无情的举动，因此在人际交往中选择回避或报复对方。这样的人需要一种心理上的手术，心理治疗可以把母亲的来来去去象征化，对其赋予某种意义，从而让他们得以承受其他亲密关系中的分离。这一切可能都与婴儿 3 个月大时的睡眠模式固化和连续多小时睡眠的能力有关，个体在睡眠模式固化上的差异也与象征化过程的差异相一致。如果情况确实如此，那么又会引出其他问题：失眠是否也与上述过程相关？如果一个人总是不确定母亲会不会回来，他的睡眠状况将会怎样？如果母亲抛弃了我们，我们该为她做什么？我们的价值是什么？

用睡觉代替喝奶

尽管每个婴儿之间的差异很大，但他们的睡眠结构一定会在生命的最初 6 个月里发生变化。勒内・施皮茨（René Spitz）认为，真正的睡眠在婴儿 3 个月大之后才开始，甚至阿瑟林斯基也同意，睡眠并不是在我们出生时就已经准备好的。阿瑟林斯基认为婴儿在 3 个月大之前不具备快速眼动睡眠，因为婴儿眼球的动作与儿童和成年人的不同，并且婴儿的静止和活跃状态也没有明显的区分，无论是睁着眼睛还是闭着眼睛，无论在吮吸、烦躁或哭泣时，婴儿都可能会出现类似快速眼动睡眠的表现。我们必须把婴儿的睡眠和清醒从这种令人困惑的混合状态中区分出来。

这些混合状态将在 3 个月左右的时候消失，接下来，婴儿会开始从非快速眼动进入睡眠。半睡半醒的状态趋于消失，睡眠成了一个更大的模块，与昼夜周期和进食方式相协调。由此可见，睡觉和进食之间的联系是很明显的，然而许多当今的研究中都不太会提到这一点。世界卫生组织的睡眠报告中说到“昼夜节律的睡眠－觉醒周期开启，似乎是由进食周期决定的”，但是其中的含义尚有待探索。翻阅 20 世纪 50、60 年代的儿科期刊和相关书籍，我们会发现，早期睡眠障碍几乎是喂养问题的代名词，婴儿无法入睡是因为没有进食、吃得太多、进食时间不对、喂得太粗暴或太无力。

我们惊讶地发现，接二连三发生的婴儿失眠症实际上是一个口唇问题。今天的我们似乎难以读懂当时关于婴儿早期睡眠困难的报告，因为里面全都是有关婴儿喂养的内容。但是，这些案例显示了睡眠与食物之间的紧密联系。许多家长盲目地按照时间表定时给婴儿喂奶，还听从其他一些指导，晚上不给婴儿喂奶，放任他们哭泣。患者们从家庭医生、媒体和亲戚那里获得了种种这样的“好建议”，儿科医生的大部分工作都是在和这些伪科学做斗争。这再次证明，我们从各处获得了有关睡眠的知识，而对这些知识的怀疑可能反而会改善睡眠。

施皮茨认为，婴儿会开始想象自己的食欲已得到满足，这是梦的基本形式，真正的睡眠也由此形成。尽管看起来很奇怪，但许多早期研究者认为梦在某种程度上是一种口唇经历，而这一假说也与睡眠的周期性相呼应。当我们看到一个婴儿闭着眼睛喃喃吮吸，可能会觉得婴儿正在想象自己在吃奶，并将其与做梦相联系，这么推理也是顺理成章的。无论怎样，只要是有关我们如何入睡或为什么失眠的理论，都必须解释普遍存在的口唇在夜间的活动。人们对此至少有两种不同的观点。首先，婴儿在入睡时会想象口唇被满足，这就是为什么婴儿的嘴总是动个不停。一些研究者声称，做梦还可以抑制睡眠时感受到的生理饥饿感，因此，我们可以认为婴儿用睡觉代替了吃奶。

阿瑟林斯基和克莱特曼在早期工作中将快速眼动睡眠与两次进食的间隔联系起来，指出婴儿通常会在即将开始快速眼动睡眠的那一刻醒来进食。婴儿最初大约每小时都会因为饿了哭一次，然后时间间隔会按周期倍数增长。然而，婴儿不仅会在两次进食之间好好睡觉，还会交替进行活动和休息。据称，这个周期可能会持续到以后的生活中，只不过在长大后，我们不再每小时睡 20 分钟，光线、噪声和社会义务将我们带入了一个 24 小时的周期，最初的 60 分钟变成了大约 90 分钟。尽管我们可能会连着睡 8 小时，但旧的周期仍然存在，比如快速眼动睡眠的周期性。

克莱特曼解释道，这些结果和之后获得的数据证明了休息 – 活动的基本生物学循环。在这种循环中，饥饿和进食的需要在一定程度上其实是次要的。处在第一位的是周期性，随后才轮到口唇。60 分钟（之后变成 90 分钟）的周期通常会与昼夜节律相混淆，但实际上，它代表着一个在白天和黑夜都会发生的过程，达到峰值，然后下降，让我们警觉，也让我们随后迷迷糊糊地睡去。今天，一些睡眠顾问声称是否完成了这些循环比实际的睡眠时长更重要，而我们也的确倾向于在 90 分钟周期达到某个倍数时醒来。

其他生理学家认为，这一周期是饥饿收缩的表现。精神病学家罗伊·惠特曼（Roy Whitman）将婴儿做梦的次数（即快速眼动睡眠次数）与喂奶的次数联系起来，夜间喂奶的次数减少，每晚平均睡眠小时数便会增加。白天和夜晚喂奶的次数多多少少有些不同，于是在睡眠结构中也会形成不同的快速眼动周期。惠特曼认为，快速眼动睡眠的作用是提供必要的口唇满足，使深度睡眠能够再次恢复。

在快速眼动睡眠期间，口唇愿望会得到实现，因此梦是在保护睡眠。婴儿睡眠中的吮吸运动和下巴的活动证实了这一想法。德门特还提出了一个广为人知的观点，即梦境剥夺会导致食欲增加。另有研究者指出，尽管喂奶时婴儿的身体是相对静止的，但他们会有大量的眼球运动。还有，年龄较大的孩子和成年人经常在难以入睡时感到某种焦虑，担心自己会错过某些事情，即使并不清楚到底会错过什么东西，但他们可以清晰地感觉到睡觉就意味着被剥夺。口唇模型对此做出了解释：睡着的人确实会错过某些东西，那就是下一次的哺乳。

在一个荒唐的实验中，研究者为了研究梦与进食之间的联系，直接用进食取代了做梦。实验中的第一个被试喜欢吃香蕉奶油派，于是，一位研究者的妻子便烤了香蕉奶油派。当这个被试出现第一次快速眼动睡眠时，研究者叫醒他，给了他一块派。他津津有味地吃完，说道："原来还能这么做科研啊！"一个小时后，当他进入下一次快速眼动睡眠时，研究者又把他叫醒，又给了他一块派，他再次大快朵颐。在连续又被叫醒了几次后，他报告了"我正在边喝咖啡边抽烟"的梦。他不太热情地吃掉了下一块派，又做了第 5 个梦："有人给了我一些意大利面，但是我把它们从盘子里刮到垃圾桶里了。"被试不情愿地再次吃下一块派，报告了第 6 个梦："德门特博士，我梦到我喂你吃香蕉奶油派。"研究人员本想在这个实验中找到口唇，结果却只找到了被试的复仇。

这便引出了梦和口唇的另一个模型。在上述实验中，最后的香蕉奶油派之梦显然是对被试可怜境遇的回应，扭转了被试与实验者之间的关系。被试反过来对喂自己的人喂食。而在生命之初，我们与外界互动时所接受的对象（奶、食物等）不仅是生理的输入，还是爱的符号。这些食物具有营养价值，同时也象征着抚养者与我们的关系，抚养者拥有给予的权力，也拥有不给的权力。这里的问题是，一旦他们成了某种象征符号，便无法完全地滋养我们，因为他们的存在也带来了他们离开的可能。他们承载着象征意义的同时，也把一种缺乏带入了滋养的核心。

如果乳头和奶瓶仅仅是满足感的象征，婴儿和儿童便不会经常把它们推开了。正如拉康所言，把乳头推开时的拒绝是一种挫败，因为它象征着爱，也象征着爱的撤回。因此，事实并不是像弗洛伊德所说的那样，我们是因为满足而睡觉，入睡的原因其实是根植于象征中的失望。我们所得到的爱的符号永远也不够多。在许多文化里，可以从入睡前的饮料或点心上看出我们并没有被满足，这些饮料或点心是某种补偿，是我们在清醒和睡眠之间的过渡中聊以自慰的小东西。因此，快速眼动睡眠阶段无处不在的吮吸、咬牙和磨牙也是对失败象征的补偿。

睡眠与剥夺

哈特曼在研究安眠药时也注意到了这一象征意义。他指出："人们服用安眠药不仅仅是因为失眠，还因为他们想要安眠药就有人提供了安眠药。"服用安眠药是一种互动，意味着获得了一个父母形象的批准："可以睡觉了。"这就像被领养机构开了绿灯之后就会怀孕一样。安眠药也是一种过渡对象或安全毯，标志着医生或同伴在以某种方式陪着你。"有人会给我一些东西来表达他的爱，告诉我我是有价值的。"安眠药因此"成了礼物，是爱的象征"，它就好像是一种传递威力的方式，一种口唇上的受孕，或者慢性的自杀。

药物滥用在西方文化里已经不是什么新鲜事了，但是我所遇到的那些二三十岁就依赖安眠药的人，其数量依然令人震惊。他们可以从网上买药，也可以通过私人医生开得药方，而全科医生有时也会与患者合谋，把抗抑郁药当作安眠药物。医生用重复的处方治疗明显与焦虑有关的短暂睡眠障碍，却并没有对病情进行适当的检查和回顾。画家弗朗西斯·培根（Francis Bacon）每晚服用安眠药，持续了至少 40 年。然而，当我问一个给患者开安眠药的医生，为什么安眠药是必需的，他回答说自己从来没有想到过这个问题。也许，人们倾向于把失眠视为一种不需要进一步了解的事实，这样就免得再费力学习了。

哪怕是最腐败的睡眠保健专家也会认为安眠药既危险又毫无帮助，而年轻人却可能永远无法摆脱它们，这一点尤其令人不安。想到药有一天会吃完，人们便可能感到恐慌，而且没有药就肯定无法入睡。哈特曼观察到，安眠药可以代替一种过渡物，一种入睡的条件。另外，要求安眠药永远存在，也许是呼应了我们的另一个愿望，即希望抚养者永远不会抛弃我们，希望他们就像药丸一样永远存在。换句话说，我们已将他们替换成了其他某种需要一直存在的东西。对于某些人来说，他们永远不会真正吞下药丸，但是如果药丸不在手边，他们就无法专心入睡。没有安眠药让人痛苦，而重复的药方让人释怀：我们已经得到了自己需要的东西。

给予和索求、求药和开药之间的动力清楚展现了一个事实：我们处于一个由人际关系和社会过程所塑造的空间中。新生儿哭泣时可能会得到乳头或奶瓶，就好像这是一种自动反应，这些交易的象征意义很快就变得显而易见了。大人们将婴儿的哭声理解成索要食物与陪伴，或是要换尿布，但无论婴儿最初的动机是什么，他所得到的回应的含义都会将其改变。我们可以将婴儿向母亲哭泣与所谓的“索求”（The Ask）做一个比较。“索求”是指筹款者和慈善工作者冒着可能破坏辛苦建立的关系的风险，索要捐款的那一刻。这种需求太过重要、太过危险，以至于专门有讲习班和研讨会提供指导，向人们传授如何提出需求。这表明我们已经距离童年时代生理层面的简单需求非常遥远了。

喂奶、需求和睡眠之间的这种联系，可能最清晰地体现在许多失眠者和深夜醒来的人会在夜间打开冰箱找吃的上。夜里，对食物的渴望会时不时地冒出来，人们也许得以重新入睡，也许会因进食过多而内疚。的确，许多人在床上醒来，会反复回想一天中吃下的东西，或者仔细计划第二天的吃喝。夜间进食则使得情况更加复杂，因为人们不知道怎么定义这一餐：这算是前一天的摄入，还是第二天的摄入？

大家还记得之前提到的一个案例吗？为了创造属于自己的特殊时间，一位年轻女士在凌晨 3 点起床，然后在 5 点重新入睡，室友一直不知道她的这个小秘密。当这位女士谈到这些边缘时间时，多次提到自己是“贪婪”的。后来她之所以去寻求心理治疗，是因为凌晨起床的行为被贪食症取代了。这并非偶然，强迫性进食和夜晚独享时间在本质上是同源的。

许多人都相信，鲨鱼不会睡觉，一天到晚都在进食。上文谈到的强迫性进食和夜晚时间的联系刚好与这个奇怪的信念相呼应。的确，有些海洋哺乳动物能够只用半个大脑睡觉，因此，根据标准的脑电图测量方式，这些动物的大脑有一半是睡着的，而另一半则保持清醒，这意味着它们可以半睡半醒地游泳，一只眼睛闭着，一边的鳍不动。但是，这和进食是两码事。

这似乎是一个一直停留在人们脑海中的印象，我们总把它联系到自己身上：有些人认为，睡眠就是发生在两顿饭之间的事情，因此睡眠意味着不进食，也就是某种剥夺。进而，我们可以迅速而轻松地推演出一系列想法，都和睡眠的剥夺性有关：我睡够了吗？我睡足了标准的小时数吗？是不是有什么东西让我睡不着？我的睡眠为什么被偷走了？

我们常常也会想象，婴儿有着和乳头或奶瓶相关的类似想法：我被喂饱了吗？为什么喂的食物减少了？我的食物被偷走了吗？对 8 小时睡眠的规范只会加剧这种恐惧，无意识地把食物，或者更确切地说是食物的缺乏，与睡眠画上了等号。这也可以解释古老的睡眠医学理论为什么会在历史上广泛流行。这些理论认为，睡眠不足会让大脑的血液供应减少，仿佛大脑就是一张欲壑难填的嘴。

睡眠与剥夺还有另外的联系。有些人必须先获得性高潮才能入睡。睡眠与性的联系通常是负面的：在传统的印象里，男人总是率先独自睡去，而女人则希望通过继续聊聊天来延续亲密性。有人认为，沉睡是一种创伤性的退缩，人可能会因为亲密的可能性而退缩，也可能会因为高潮退去的冲击而退缩。但是，睡眠和性高潮往往在青春期的自慰中就早早地被联系在一起了。人们相信，只有高潮了才能入睡，并且不管出于什么原因，如果达不到高潮就会睡不着。没有性高潮就没有睡眠。没有性高潮，睡眠就被破坏了，就不完整，我们就会产生一种没有得到某样东西的巨大空虚。于是，失眠成了高潮失败的后果。

重点是，一切都是有条件的，就像上文讨论的食物一样：必须先有些什么，然后才能睡觉。无论是口唇期还是生殖器期，都表明了我们固执的权利意识。为了让睡眠发生，我们必须得到一些东西，而这需要外界的给予。因此，睡眠是关系性的，关乎我们和他人之间深远而古老的联结。

逃入睡眠的国度

尽管方式截然不同，但上述两个理论都认为梦境和快速眼动睡眠是同口唇联系在一起的。第一个视角认为，梦是进入一个并不存在的地方——母亲的乳房。我们通过做梦代替被哺乳，梦的原型是幻觉般的口唇满足。第二种理论将梦与乳房的变形而非离开联系在一起，因为事实上乳头已经成为象征的对象。因此，我们并不是通过做梦代替进食，而是因为进食才做梦。由于其象征性的地位，哺乳从来就不是真正的哺乳本身，而是带有其他更多或更少的含义。

这两种假设都具有启发性。虽然我们不能精准地把进食频率与快速眼动睡眠联系起来，但是它们之间存在关联这个观点本身就很有意思。之后的研究还发现，在生命最初几周里类似快速眼动睡眠的状态，最终会演变为更独立的阶段。加州大学洛杉矶分校的罗纳德·哈珀（Ronald Harper）和他的同事们注意到，相比于只是单纯醒来，新生儿醒来并吃奶之后更容易出现快速眼动睡眠。研究者还把进食和睡眠周期建立了进一步的联系。

进食结束20分钟后，快速眼动睡眠周期将急剧下降，这表明进食影响了快速眼动睡眠和安静睡眠的周期。研究者得出了这样的结论："这种睡眠周期的改变表明，母亲在调节喂养时间时，也可能间接地调节了婴儿的睡眠周期。"克莱特曼和阿瑟林斯基在研究初期也提出过这种假设，但该假设后来被他们的芝加哥研究团队逐渐忽略了。睡眠具有与母亲交流的象征意义，这是无法否认的，但目前尚不能断言这就是睡眠的原因。我们总是通过睡觉来避免失望吗？

无论论述的过程是怎样的，上述两种视角具有一个共同点：都认为睡眠是由某种匮乏或缺席而建构的，由渴望的经历组成。我们经常可以在关于睡眠的科学实验中看到各种形式的“剥夺”，比如剥夺快速眼动睡眠、非快速眼动睡眠、食物、水、光线、黑暗、环境的舒适性等。这好像说明了一个事实，即睡眠是由某种缺失所定义的，或者也可以说，睡眠是由某种强制性的拒绝或抑制所塑造的。要弄清睡眠的真相，就必须以某种方式剥夺睡眠者的一些东西。然而，有关口唇的理论却认为睡眠本身就是剥夺的结果。

因此，睡眠或多或少具有防御的功能。实际上，许多研究表明，在经历了创伤或意外后，儿童几乎总是会立即入睡。如果母亲突然住院了，她的孩子会比其他孩子更快入睡，并且在深度睡眠中花费更长的时间。如果在没有麻醉药的情况下给儿童进行痛苦的割礼，儿童也会迅速进入深度睡眠。研究者往往假设疼痛会导致儿童有更多的哭泣和清醒时间，然而事实与通常的假设恰恰相反。与对照组相比，经历痛苦的婴儿的非快速眼动睡眠显著增加。莫妮卡是一个 15 个月大的女孩。由于食道闭锁，医生不得不通过导管将食物喂到她的胃中。许多对这个案例感兴趣的精神科医生和内科医生都曾探望过莫妮卡，而每当莫妮卡不想和他们有接触时，就会陷入沉睡。

许多让婴儿入睡的流行方法似乎也是这样。通常的方案是，父母要么放任孩子哭泣，要么逐渐延长任由他们在床上和夜里哭泣的时间。

人们发现，这种方法似乎可以“改善”睡眠。只要方法有效，便皆大欢喜。然而批评者认为，儿童陷入深度睡眠是一种防御机制，他们用这种方法关闭了自己：他们并不是投入睡眠温暖的怀抱，而是为了应对创伤而拼命关上了精神世界的大门。难道他们余生所有的睡眠都会是这样吗？难道这不是恰恰证明，存在着不同类型的睡眠吗？

我们在年龄较大的儿童和成人身上也发现了这一点。在第二次世界大战期间，空袭经常发生。不过，如果袭击并没有在警报响起后马上到来，士兵通常就会产生难以抵挡的睡意。尽管看起来很奇怪，但士兵们经常会在等待即将来临的袭击时沉沉睡去。伊恩·奥斯瓦尔德提到了一个机尾炮手执行轰炸任务的例子，这位炮手在行程最危险的时刻却难以保持清醒。我的一位患者几乎每次都会在谈到某些他不愿触碰的经历时在沙发上睡着，许多临床心理医生也描述过类似的现象。

动物行为学家也将睡眠视为某种“置换活动”，一些鸟类，例如长脚鹬和蛎鹬，在面临攻击还是逃跑的困境时便会入睡。对施皮茨来说，睡眠确实是所有防御的模板，这是我们面对痛苦时一种古老的生理和心理退缩方式。但是我们可能会问：保持清醒是否具有相同的功能呢？阅读许多母婴互动对睡眠影响的研究时，我们注意到，人际关系中的问题和摩擦要么会导致深度睡眠，要么会导致相反的情况，即婴儿无法入睡或拒绝入睡。这两种情况就像是心理方程式的两端。有几项研究发现，在婴儿的睡眠中断时，如果母亲的反应十分强烈，或者夸大、鼓励这种中断，那么这些婴儿要么会迅速入睡，要么会入睡得极为缓慢。

睡眠研究或许忽略了人类发展中的人际关系因素。我们在成长中内化了与他人的关系，这会影响我们的一生。入睡可能与我们和母亲的早期关系有关；同样，起床也可以理解为一种关系过程。我们通常认为婴儿是由于饥饿才醒来的，但其实，饥饿本身紧紧关系着婴儿与照料者的互动，所以醒来始终是一种探寻。婴孩可能已经脱离了简单的营养需求，在醒来时探寻某种接触和对话。就好像许多人在异国他乡醒来，恍惚间不知自己姓甚名谁，我们似乎在醒来的那一瞬间期待着得到自己身份的坐标。

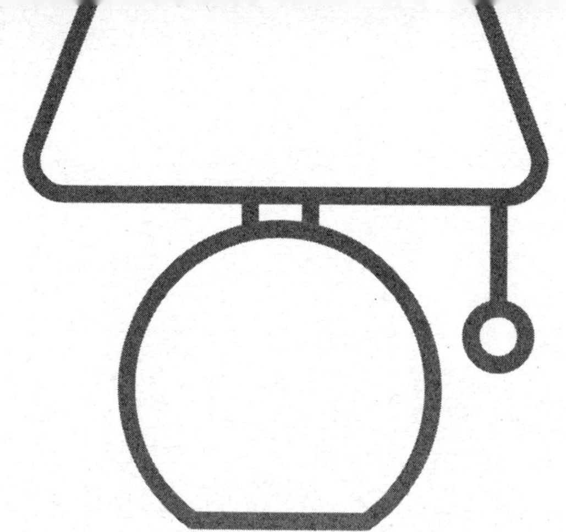

13

醒 来

WHY CAN'T
WE SLEEP ?

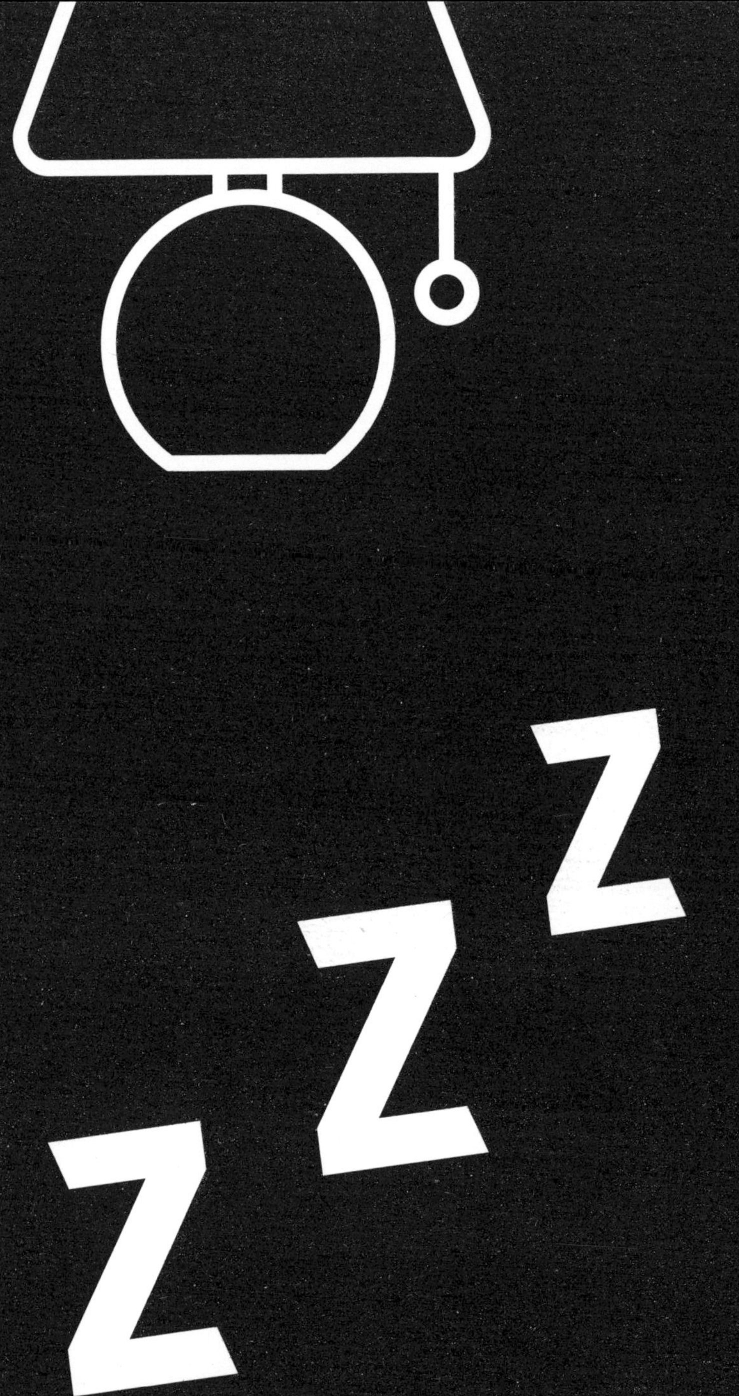
Z Z Z

与父母分离

我们醒来是为了谁？为了做什么？醒来这件事从一开始就和这两个问题息息相关。我们或许会在醒来时发现母亲就在身边，也可能在醒来时身旁空无一人，这显然是截然不同的两种情况。许多人在醒来时会感到情绪低落和痛苦，这不仅仅是因为我们不想上班，更可能是因为我们不喜欢无人陪伴的感觉。在生命的最初几个月里，我们醒来后会发现有人在照顾我们，或者母亲就在附近，然而长大后，我们醒来会发现当年的那个她已经不在了。不过，这种空虚很快便被那些恼人的工作、待办事项和各种琐事赶走了，尽管这些事情本质上是消极的，但它们至少在某种意义上填补了我们心灵的空虚。

上文关于梦境的口唇理论的辩论中，施皮茨及其同事仔细研究了婴儿与乳房的关系。他们认为，在哺乳过程中，婴儿会花费大部分时间望着或试图寻找母亲的脸；于是在睡觉时，婴儿便会将梦境投射到这张屏幕上。这也许是纯粹的空想，但如果我们把它与醒来的问题联系起来，一切似乎就变得有趣了。的确，大多数人在睡醒起床后，都会去浴室照镜子，我们仔细检查的都是同一个身体部位——脸。难道母亲的脸如今以我们自己的形象出现了，所以我们不仅在进食的时候想要看着它，而且在醒来的时候也在探寻？我们经常会听到人们在准备睡觉的时候抱怨某人看起来很像自己的母亲，这一事实也许并非偶然。

我们带着什么入梦，醒来后又在探寻什么？这些问题改变了我们的睡眠安排。育儿思想家和历史学家都对奇怪的孤立或“私人”睡眠现象进行了讨论。安娜·弗洛伊德（Anna Freud）多年以前就指出，人类是唯一在睡觉时不与母亲的身体直接接触的哺乳动物。尽管世界上的大多数人一直与母亲睡在同一个房间或同一张床上，但在过去 150 年间，西方国家以及其他地区开始越来越反对这件事情了。婴儿必须单独睡觉，并且在经济情况允许的情况下，婴儿必须拥有自己的卧室。这样做既可以鼓励婴儿的独立性，又可以让父母不受打扰地一觉睡到天亮。然而，夫妻尚且经常因为与另一半分开而难以入睡，我们指望婴儿可以独自睡觉难道不是无稽之谈吗？

如何处理分离问题无疑会影响到睡眠。如果睡眠意味着身边没有其他人的陪伴，我们就必须相信那些人会回来，或者相信他们就在附近。在上文中，我们讨论了婴儿的这种预期能力与 3 个月大时的睡眠模式的稳定相关，婴儿会迅速发展出其他方式来处理与抚养者分离的问题，找到其他象征。婴儿研究者指出，夜间经常醒来的往往是那些必须被抱着或者轻轻摇晃才能入睡的婴儿。那些不需要被抱着或摇晃，而只是吮吸拇指或使用过渡物的婴儿睡眠会更好，他们用其他东西代替了与抚养者的身体接触。

那些更频繁地拥抱和抚摸醒来的婴儿的抚养者，或许并不是为了抚慰婴儿的痛苦，而是出于自身的焦虑或性欲。与睡眠状态良好的婴儿的抚养者相比，这些抚养者对婴儿白天的哭泣也反应更快。伊莎贝尔·帕雷特（Isabel Paret）观察到，如果母亲自己在婴儿时期存在分离问题，就更可能倾向于紧紧地抓着婴儿不放，创造出自己在幼年时未能感受到的亲密感，就好比怀有强烈负面情绪的母亲可能会因为婴儿在半夜醒来而安心，因为如果婴儿在夜里醒来，母亲就可以确认婴儿还活着，没有受到伤害。

我的一位患者从第一个孩子出生起就出现了睡眠问题。在孩子出生的头几个月里，她一直陪在儿子身边。她母亲曾警告过与孩子同睡的危险。在夜里，这位患者一直处于清醒状态，不可控制地想着自己如果翻身就会压到婴儿。多年后，如果孩子晚上出门了，这位母亲会担心地等待儿子回家，从而焦虑到无法入睡。她对儿子有着极为强烈的无所不在的爱，这些感受折磨着她。只有她终于能够开始表达对儿子的恨意时，其睡眠问题才得到缓解。母亲觉得儿子偷走了自己的生活，而且并没有长成一个自己期待中的好孩子。

在另一个案例里，另外一位母亲每天晚上都会多次唤醒婴儿。这说明这位母亲极其需要陪伴，她通过这种方式确保女儿还活着。当回忆起与自己有关的一段经历时，被这些夜间闹剧掩盖着的恐惧变得清晰起来：她的母亲在她之前失去过一个孩子，夭折婴儿的幽灵始终徘徊在她的恐惧之中。有趣的是，尽管几乎从不睡觉，但她并没有抱怨这些辛苦的夜晚。因为如果没有它们，她会感觉更糟糕。

无法摆脱的他人

有趣的是，正如一些现代儿童保健学提倡让婴儿独自入睡一样，大多数睡眠科学也往往在睡眠实验中将被试隔离。研究者把被试同测量脑电图、眼动、心率、呼吸频率和肌张力的设备连接在一起，并让被试睡在一张单人床上。妈妈不在身边，这些被试也没办法像在家里一样进行那些复杂的睡前仪式，比如自慰或者和床伴发生性关系。然而我们却指望这些身处人工环境中的被试能提供有关睡眠的真实数据。

醒来的问题与睡眠问题同样棘手，似乎一直没能解决。主动醒来和被唤醒之间一定是有区别的，但是，因为被唤醒而产生的愤怒或挫败并没有出现在任何研究成果中。每个与孩子接触过的父母都知道，孩子的反应和心情在被叫醒和按照自己的节奏醒来时大相径庭。甚至可以说，在睡眠的定义中，不被唤醒本身就是睡眠的一部分。另外，允许别人唤醒自己的人与不允许的人之间也存在着显著的差异。

英国女王伊丽莎白二世在 1980 年 10 月正式访问摩洛哥。她本打算盛装出席国宴，却发现宫殿大门紧闭，完全没有人出来接待她。几天后，在她的告别宴会上，虽然宫殿大门开着，但主人翁哈桑二世（Hassan II）再次缺席，因为国王还在睡觉，没人敢去叫醒他。这个小故事乍听上去很有趣，但当我们仔细思考它潜在的后果时，事情好像变得可怕起来。军事史上也有很多因为士兵不敢唤醒指挥官，从而造成悲剧的例子。

在电影《太空旅客》（*Passengers*）中，唤醒甚至直接与谋杀等同起来。成千上万即将前往某个遥远星球殖民地的居民，在漫长的旅途中都处于冬眠状态，但是由于技术故障，其中一位旅客提前了 90 年醒来。他无法让自己返回冬眠状态，也知道自己会在飞船到达目的地之前死亡。想到这可怕而孤独的命运的同时，他迷上了由詹妮弗·劳伦斯（Jennifer Lawrence）饰演的另一名沉睡的旅客，并决定唤醒这个女人。因此，这个看上去很浪漫的爱情故事同时也是一桩杀人罪行：唤醒她就等于谋杀她，因为这意味着她也会在到达目的地之前就死去。

《太空旅客》中致命的唤醒把主角从孤独中拯救出来，与此类似，婴儿和成人睡眠的许多独特之处都与他人息息相关。睡眠研究者研究了婴儿的各种过程，比如运动变化、哭泣、面部表情、惊吓、小便、排泄和扮鬼脸等，这些过程都和人际关系有关，因为上述表现大多发生在与他人的互动中，或者是发起了互动。它们绝不仅仅是单纯的生物学行为。父母的言语、触摸、注视和喂养等反应将塑造婴儿的神经功能、自主功能和激素功能。当婴儿在晚上醒来时，他们要么掉头入睡，要么会让父母参与进来，而父母的反应方式，或是父母未能做出任何反应，都可能会影响到婴儿的睡眠方式。

一位女性说，她在早晨总是脾气暴躁，因为必须起床去上班而感到不满。从某一方面来说，这难道不是很自然的吗？不是所有人都憎恨早起以及随之而来的那些不得不做的任务吗？但实际上，她日常感受到的这些情感是因为过去的辛酸经历。她的父亲更偏爱儿子，而且在她很小的时候就去世了。对她而言，回忆中的父亲大多数时候都是沮丧和排斥自己的。但是她却记得一个不寻常的日子，在那天，父亲决定让她在家歇一天，不去学校，于是便没有在早上叫醒她。当她从睡梦中醒来时，兄弟们已经离开了。她从这一举动中感受到了父亲对自己的爱。

类似的事情再也没有发生过，但也许正是因为如此，这段独特的经历对她而言才更加至关重要，因为这是父亲唯一一次选择了她，而不是其他孩子。在那天早上，日常生活的要求变得不再重要，她想象着父亲如何看着熟睡的她，做出了不叫醒她的决定。此后的很多年里，这种对爱的想象都支配着她的起床体验。对她来说，必须起床并为一整天做准备就等于否定了被爱的可能性。醒来这件平凡而普通的小事打击着她的自我感觉，使她不知不觉地想起了自己失去的一切。除此之外，父女关系的复杂性和深度也是重要的因素。

然而，睡眠实验室所持的设想恰恰与之相反：人与人的关系不重要，如果它真的对睡眠有所影响，就更要将其最小化或排除掉，这样才能得到真实的人体生物学数据。但是，正如心理分析师马克·坎泽（Mark Kanzer）指出的那样，在睡眠中，我们永远不会真正孤独，至少也会努力做到不孤单。无论是孩子对父母的需求，成年人对伴侣的需求，还是对灯光、可爱的玩具、饮料、小吃等的需求，我们都会伴着其他人的痕迹一起入睡。于是，一个有趣的事实浮现出来：在德门特的著作《有人酣睡有人醒》（*Some Must Watch While Some Must Sleep*）中，从来没有单独的睡眠者，睡觉的人总是被其他人监视着。书中充斥着这样奇怪而突兀的例子，好像承认了睡眠研究中这一被压抑的维度。确实，德门特、克莱特曼和阿瑟林斯基在实验中都测试了自己的孩子，他们作为实验者就像是观看孩子睡觉的父母一样。

1938 年，克莱特曼在肯塔基州的猛犸洞（Mammoth Cave）隔离自己，这可能是睡眠研究学科历史上最著名的一个实验。他带着学生布鲁斯·理查森（Bruce Richardson），希望了解他们两人是否能在光线、温度和声音变化都很小的环境中，适应6个由28小时组成的日子。正如芝加哥大学的新闻稿所说，他们将排除外界的影响，例如阳光、温度变化和“他人的活动”。但是，如果克莱特曼把学生带在身边，又怎么能说他摆脱了他人的活动呢?

实际上，在那个40多米深的实验室中，猛犸洞酒店的工作人员迎接了他们的到来。酒店每天都会为他们提供炸鸡和山胡桃木熏制的乡村火腿，以及报纸和信件。媒体把实验中的二人描绘得就像是可怜的放逐者，但实际上，他们想摒弃的“他人的活动”一直存在。他们与外界的互动甚至会对实验程序产生直接的影响，因为克莱特曼自己不愿小睡，所以也禁止理查森在规定的9小时之外睡觉。因此，即使在猛犸洞的“隔绝”中，人类社会秩序的标志特点——禁令，依然存在。

实验结果公布之后，理查森相较之下恢复得更快，而克莱特曼有好长一段时间都无法恢复以前的身体节律。我们可能会好奇两人之间的互动对他们的生理指标产生了什么影响，一老一少间这种紧密和强制的亲近又对睡眠和体温有什么作用。一些与此相关的科学研究发现，人际互动确实会影响睡眠数据，比如实验者的性别、对做梦的期待都会影响快速眼动和非快速眼动阶段梦境报告的数量和频率。

不过，在其他单独监禁或洞穴体验的案例中，我们发现，在长期隔离中，如果真的完全排除他人的干扰，人们会展现出一个奇怪的特性。米歇尔·瑟夫（Michel Siffre）在没有钟表也没有炸鸡的山洞里独自隔离了 58 天，尽管承受着越来越严重的身心困扰，但他发现时间过得飞快。他给自己设定的隔离期限是两个月，当隔离结束时，他居然无法相信结束时的日期。他坚信自己还应该在洞穴里再度过一个月左右的时间。与人们通常的想象相反，在监狱中被关禁闭的囚犯们也会低估时间流逝的速度：时间过得太快了，他们本以为自己会被再关上好几天甚至几周。

1949 年，伊迪丝·博恩（Edith Bone）因间谍罪名被布达佩斯的拉科西（Rákosi）政权监禁，在一间地下室被单独关押了 7 年。她描述道："尽管曾经在书本上读到过狱中的时间有多难熬，但我并没有这种感觉，反而觉得时间过得飞快。当我把晚餐和午餐搞混时，警卫们常常奇怪地看着我，因为我总是把晚餐当成午餐。"理查德·费克托（Richard Fecteau）曾服刑 19 年，其中有 9 年是被单独监禁的。他发现，做白日梦可以很好地打发掉时间，因此时间很快就过去了。但是，隔离真的是关键因素吗？

1906 年法国库里耶尔（Courrières）矿难之后，有 1 099 名矿工在大规模爆炸中丧生，13 名幸存者在密闭空间中度过了将近三周，但在获救时，他们却认为时间只过去了四五天。同样，1908 年墨西拿（Messina）地震后，三兄弟在瓦砾下被困了 18 天，他们也以为自己最多被困了 5 天。这些事例吸引了当代研究者的好奇心。随后的实验研究证实，在隔离或日常生活的框架被彻底清除的情况下，人们会一致性地低估时间长度。

然而，当失眠患者在夜晚独自一人躺在那里时，为什么他们感受到的是缓慢流逝的时间呢？恐惧和焦虑不是会延长而非缩短时间吗？还是说，这和低估时间没关系，失眠者是高估了前方还未经历的时间？可能你会说，当人们失去日常生活的仪式以及其他外界刺激时，会觉得晕头转向，但这是说不通的，因为在许多被单独禁闭的例子里，正常的进餐时间和昼夜周期仍然存在。那么，是因为无助感吗？或更确切地说，是因为那些人不得不完全地依赖他人，比如救援者或狱警吗？如果是这样，这便是让我们想起了自己在生命早期依赖抚养者的情况。上述讨论再次证明，时间感是建立在我们与他人的关系之上的，取决于我们能否等待他们。

我们之于他人的意义

认识这些过程可以帮助我们更多地了解睡眠和失眠。有些人没法独自待着，而其他人则不是这样，因此，如何表达和理解与他人的联系必定会影响睡眠。如果一个孩子在夜间醒来照顾母亲，或者呼唤着母亲醒来，我们一定会去问，这对母亲来说意味着什么？或者按照精神分析学家的说法，他们对彼此而言意味着什么？童年时期的疑问如火般灼烧着我们，并将伴随我们的一生。我们经历了各种各样的职业、爱情和性，于是这个问题有时变得更急迫，有时被中断，有时又被削弱。我们是他人的客体吗？他们真的认识我们吗？他们听得到我们的声音吗？我们值得被爱吗？他们想要我们吗？他们会抛弃我们吗？

门宁格诊所（Menninger Clinic）在对儿童睡眠障碍的研究中指出，父母对 1 ～ 3 岁儿童的睡眠问题最常见的态度是，认为这反映了孩子对父母尤其是母亲离去的担忧。正如一位家长所言："孩子入睡困难是因为他需要我一直在他身边。"因此，对于他人的价值问题影响着父母和孩子双方，每个人都在想着对方心里的问题，失眠的症结正是在双方的担忧中形成的。

一位被失眠症折磨了数十年的女性说，还是个孩子时，她就因上床睡觉这件事而感到痛苦，因为她害怕和父母分开。夜间的哭泣声会让父亲立刻出现在她的房间里，因为父亲似乎很难承受她的焦虑。父亲会在她的房间门口"竖起耳朵"等着，只要她发出一点声音，就立刻冲进房间把她救出来。这位患者有过一个极为有趣的口误。她本来想说她的父亲无法忍受她睡不着，却说成了："他无法忍受让我睡觉。"在长大后，她每天都会在睡前给父母发电子邮件，就好像是要抹除她与父母的分离。

每晚邮件仪式的紧迫性，因为远离父母生活而产生的有意识的内疚感，对孤独的恐惧，都因为她的父亲难以处理自己的分离问题而变得更加严重。如果父母能克服这种焦虑，那么子女反过来克服焦虑就更容易了，也更能够处理“我对对方来说意味着什么”的问题。这表明，人们是通过对这一问题的象征加工才得以入睡的：如果孩子不再纠结于父母与自己之间彼此意味着什么，也就不会再纠结于双方会不会分离，这样，他们就能睡个好觉了。我们也能在成年人身上看到这样的现象：我们通常会在他人向我们表达了爱的信号之后睡得又熟又香。

如果说有一种失眠是源于我们无法摆脱外界的呼唤，或者是无法摆脱那些困扰我们的念头；那么就还有另一种失眠，我们只是无法入睡，单纯地躺在那里，并没有任何困扰或情绪反刍。这便是纯粹焦虑的失眠。人们常常描述一种空白感，就好像阻止睡眠的是身体，而不是大脑的运作。正如作家玛丽·达里埃塞克（Marie Darrieussecq）所描述的那样，这是一种没有“原因”的失眠症，只是一种“可怕的清醒”。在这样的时刻，对时间的体验不再取决于钟表和度量符号，而是取决于实体，因为身体成了睡眠的阻碍，就好像其中被填满了不安和紧迫感。我们清醒地躺在那儿，仿佛在等待着某件即将发生的事情，好像只有某种外部的干预才能拯救我们。因此，食物或安眠药似乎成了唯一的解决方案。

也许在这种失眠中，那个悬而未决的问题——自己对他人而言意味着什么，正以最纯粹的形式折磨着我们。但是，我们并没有思考、计算或反复猜测，而是把它降解为一种肉体上的痛苦。许多人会在晚上睡不着时幻想自己是一个明星或大英雄，比如赢得了某个体育奖项，从交通事故中救下了一个人，或阻止了一场恐怖袭击。这是一种自我安慰，让自己保有了一席之地。从随后想象出来的谄媚或感激中，他们得到了自己对他人的意义。于是，幻觉把他们从某个未知之地解救出来，而这个未知之地或许正是失眠的第二种形式。

我们成功地屏蔽了外界的呼唤，却觉得更难受了，因为现在没有任何东西在找我们了。奇怪的是，有人可能会说自己并没有在担心任何事情，但就是睡不着。一位失眠者描述道："就好像是在因为某个我并不知情的错误而受到惩罚。"在人们描述极为严重的失眠时，"惩罚"这个词总是会出现。然而，那些可以使失眠看起来更合理的想法、忧虑或困扰都不存在。所谓的惩罚似乎和罪行脱节了。

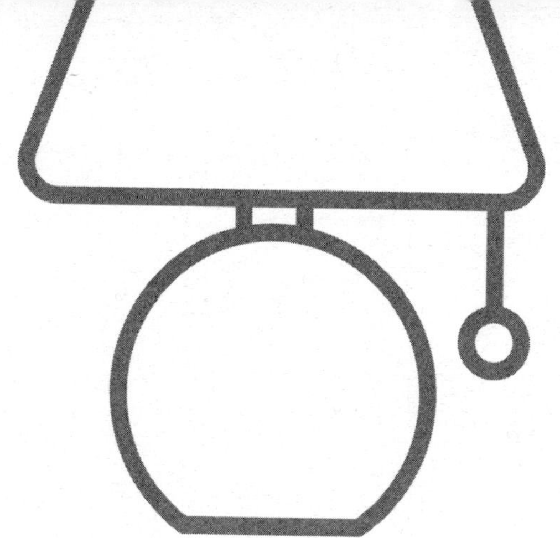

14

内疚难眠

WHY CAN'T WE SLEEP ?

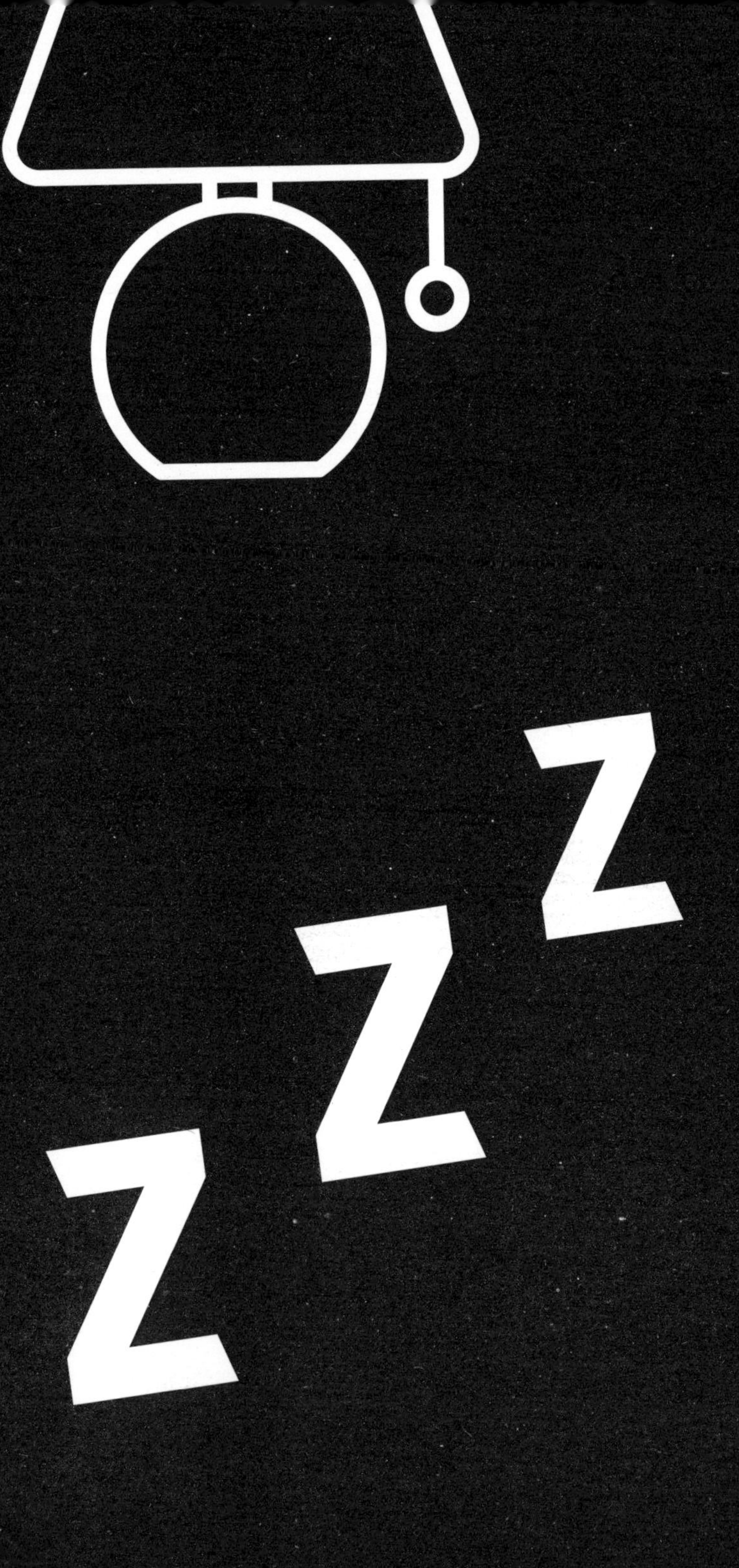

睡前净化仪式

负罪感的问题普遍存在于父母和孩子在睡眠方面的互动中。当孩子的睡眠受到干扰时，父母通常觉得自己被胁迫了：他们好像必须对此做点什么，并且常常会觉得孩子无法睡觉是他们的错，需要承担责任：孩子没有入睡是因为父母做错了事。由此我们可以看出，有许多父母会因孩子的睡眠问题而感到内疚，他们可能会因为孩子的失眠而责备自己，觉得自己不配为人父母，甚至会对孩子产生爱恨交加的矛盾情绪。

虽然两三岁时出现的入睡仪式时常被当作治疗焦虑症的方法，但这些仪式或许也触发了成年人与孩童的内疚。在所有人类社会的习俗中，睡前都会做些什么，比如祈祷、念咒语、检查门锁、熄灭炉火，或者用特殊的方式把舌头抵在牙齿上，这些都是不同文化的独特仪式。除了标准的清洁和梳洗身体的流程，还有两个很常见的睡前行为，即引入某个物体（如毛绒玩具）以及一些有节奏的运动（如抚摸或摇晃）。这些都是睡眠的必需品，其中最明显的特点是重复性：在进入睡眠状态之前，我们必须先进行一些检查和可执行的动作。

为什么我们需要在睡前做这些奇怪的准备？为什么如果这些夜间仪式没有圆满完成，那么多人就无法入睡？在如今的社会中，我们经常将睡觉前和醒来后的时间与身体行为联系起来，比如刷牙、脱衣服和洗脸等。其实在现代早期，人们还会有一些精神上的准备工作。比如，特定的祈祷会成为睡眠前后的标记，还有两阶段睡眠之间的观望期。在两次睡眠和早晨起床之间，人们有着针对脱衣服、躺下、醒来的不同祷告。

人们似乎必须为夜晚做好准备，因为我们的灵魂在睡眠时得以净化，而我们与神的关系也不再被白天的干扰所笼罩。在以下这段至今仍被广泛使用的中世纪祈祷词中，可以看到上文所述的联系：

> 现在我要睡了，
>
> 祈求主保佑我的灵魂。

我们必须忏悔自己的罪行，而在忏悔的过程中，我们可以操纵和使用不同的文本和客体。当代的洗涤和刷牙习惯很可能源自这种精神净化的观念，就好像锻炼身体也是其他清洁方式扩展出的隐喻。因此，睡前的洗涤可能并非出于卫生目的，而是出于道德考虑。完成了这些基督徒式的清洗后，睡眠就会成为一种奖励。想要入睡，就必须拥有清白的良心。

正如托马斯·纳什（Thomas Nashe）在其1594年所著《黑夜的恐怖》（*The Terrors of the Night*）中所言，夜晚“是魔鬼的黑皮书，记录了我们所有的过错”：“魔鬼把可憎的罪恶真实地包裹在记忆中。我们的心变成了罪孽的索引，所有思想不过是谴责我们的文本。”如今，最后一句可能会被颠倒过来，文本反而成了谴责我们的思想。就好比我们总是回过头阅读自己的消息记录，希望在心理上重写或修改与他人的交流。有一件事一直没变，即我们总是在睡觉的时间标记、枚举自己的罪过，以及种种失败和错误。

乔治·赫伯特（George Herbert）写道：“在晚上总结你白天所做的事；在早晨总结你一天要做的事。”进化理论学家可能把这几句诗解释为一种认知鼓励，让我们学习新知识，并在睡眠中加以巩固。但是，这几行句子其实更容易同罪行与忏悔联系在一起。总结，就是给一个人的所有行为列出目录，于是我们便可以对种种行为进行审查和批判。晨起的总结义务是为了确保我们的行为符合基督徒的教义。在这段时间，人们通常觉得睡眠是减轻愤怒和悲伤的手段，也是对不纯洁的治疗，这两个操作是相互关联的。

研究情绪情感的历史学家已经证明，不同的文化传统作用巨大。

在这里，我们谈谈奥古斯丁哲学（the Augustinian）和斯多葛哲学（the Stoic）。斯多葛主义认为，为了采取理性的行动，必须完全远离或消除情感。思维与情感之间的界限逐渐被划分开来，思维被赋予了优先级。在当今的认知疗法中也能看到这种思维与情感的分裂。与之相反，奥古斯丁的传统认为，我们并不是要消除情绪，而是要给它们指明正确的方向。众人模仿基督就是在认同他的情感，例如让爱转化，或消解愤怒与仇恨。

这与斯多葛的世界大不相同。斯多葛主义相信，人类需要去除情感才能有最佳表现。因此，在西塞罗的《图斯库路姆论辩集》（*Tusculan Disputations*）中，理想的斯多葛派是这样迎接自己孩子死亡的消息的："我早已知道我生了一个必死的凡人。"当然，这样的超脱通常会被失眠所掩盖，因为我们都知道伴随着丧亲之痛到来的往往正是失眠。有趣的是，与无法入睡所关联的情感往往是内疚，而不是悲伤。我们可以回想一下前文中的孩子尸体着火的梦，故事里的那位父亲感受到了某种责备和羞辱。无数的文学和影视作品也阐述了这一现象。

正如卡夫卡所说："睡眠是最无辜的生物，而失眠的人罪孽最深重。"也如柯勒律治描绘无法入睡时的诗句："尽是内疚、懊悔或悲哀。"弗洛伊德故事中哀恸的父亲、《亨利四世》和《麦克白》中有罪的国王也是一样。他们失去了清白的良心，所以一直清醒，无法入眠。这是因为他们杀了人，或者相信自己手上沾满鲜血。在文学作品中，爱的拒绝或失望有时会与失眠的监牢联系在一起，但是相比之下，失眠更多是由于罪恶感。如果是浑浊的良心赶走了睡眠，或在夜间把我们叫醒，那么睡眠本身是什么呢？诸如“天真无邪的睡眠”或“像婴儿一样熟睡”的短语增强了睡眠与某种纯洁性的联系：能够这样睡着意味着没有犯下任何错误。

这仅仅因为基督教认为睡眠是某种净化吗？还是说它其实不只是一种宗教传统？我们很容易想到，很多人通过观看电视剧《法律与秩序》（*Law and Order*）或《犯罪现场调查》（*CSI*）来消除一天中的烦恼，之后才能入睡。而在电视剧中，人们总是能在一集的时间内顺利破案。一桩错误被犯下，调查随后开启，坏人得到惩罚。如果说宗教曾经是处理罪恶感的指导方针，那么现如今，正是这些文化产品填补了同样的空白。从这个意义上讲，这些睡前活动净化了人们的良心，也外化了罪恶感和解决方式。

有趣的是，在这些电视剧和电影中，经常把解决犯罪的人安排成最初的怀疑对象。常见的情节是，一位家庭成员、一名警探或一个小镇上的陌生人被指控参与了某桩犯罪，然后剧集便花费剩下的时间来叙述罪犯其实另有其人。当主角不再是罪恶的化身时，结局便到来了，自会有人为之前发生的暴力承担责任。玛莎·沃尔芬斯泰因（Martha Wolfenstein）和内森·莱茨（Nathan Leites）对电影戏剧进行了研究，得到了轰动性的结果。他们发现，罪案调查最常见的动机是清除对自己的错误指控。镇民和当地的警察总会在一开始归咎于主角，而主角则必须证明自己是无罪的。等到重新宣判了真正的罪人之后，我们便可以入睡了。

这也会让我们想到，有些家长把上床睡觉作为对孩子的一种惩罚，但真正的惩罚其实是让他们清醒地在床上待一段时间，而不是睡眠本身。如果父母发现孩子在自己离开后不久便快乐地打起了瞌睡，那么可能会觉得自己失败了，因为他们的意思并不是让孩子真的睡觉！在这个例子里，睡眠和良知再一次起了冲突，这表明，有些与罪恶感相关的事物能够使我们入睡，而有些则不能。

未尽之事的困扰

我们回到上文讨论过的分析师德里的患者。每天凌晨 2 点是该患者的“醒来时间”，心理分析师将其视为一种症状，但对这位患者而言这是再正常不过的情况。然而，在心理分析过程中，患者发觉自己在凌晨醒来可能是因为童年的经历。他记得父亲每天晚上都会出门去给人看病，而在父亲去世后，母亲与一位报社编辑再婚，别人嘲笑她又选择了一个每晚都会离开家的男人。于是，这位年轻的患者询问母亲当年父亲外出的情况，母亲说父亲正是每天凌晨 2 点出发前往急救站工作的。

于是，心理分析师提出了一种解释：这位患者的夜半苏醒一定与其父亲有关。患者的起床时间与父亲当年出门的时间精确地一致，以此“持续他的怨恨与复仇”，因为曾经有那么多个夜晚，他的睡眠被外出的父亲一次又一次残忍地打断，而母亲却没能保护他不受噪声的干扰。患者同意了分析师的说法，他在治疗中感受到的愤怒也逐渐退去了。尽管他们并不是在心理治疗的初期就讨论了这位患者的醒来时间，但是这与他前来治疗的主要症状，即学习时注意力不集中的问题也有关联。

患者用“英勇”这个词来描绘自己努力学习的状态，他试图一直保持清醒，从不睡觉。分析师问他为什么不在精疲力竭时睡上一小会儿，他惊讶地说，其实自己从未感到过疲倦：“我一直睡得很足！”然而实际上，他必须洗冷水澡、掐自己，并大声朗读要背诵的知识。他说：“我在学习时间不应该睡觉。我总是能好好地睡 8 小时，要是再在白天睡觉，我会非常内疚。”分析师问他，他的父亲是否曾经在上完夜班后的白天工作，这个问题勾起了他的回忆。他曾经去过父亲的办公室，发现父亲在沙发上睡着了。患者断言：“很明显，他根本没有在接诊。”他的父亲很年轻就结婚了，通过上夜班来补贴家用，而白天的工作却是一个骗局：根本没有人来看病。这位患者的愤怒完完全全地冒了出来，表达着自己的怨恨。当年，他的父亲在凌晨出门后，因为母亲想好好睡觉，所以不允许他爬到大床上来。他感到自己被彻底地抛弃了。

现在一切都变得清晰起来了。父亲去世后，这位患者开始出现睡眠问题。母亲再婚后，经常有人说他的继父每天在同一时间（凌晨2点）离开家，患者便开始形成了凌晨2点起床的习惯。德里医生说："患者用这种方式认同其死去的父亲，他以此告诉母亲，最起码在这一点上，我和你丈夫一样。"但是我们其实也能看到，继父到来后，父亲的影子变淡了。他不正是在通过这样的方式来宣告父亲的存在吗？毕竟，继父与失败的父亲不同，是一位著名的报社编辑，出版过许多本他的同学们都知道的书。一夕之间，每个人都知道了他的"新父亲"。于是，他便有了充足的理由去纪念自己的生父。

这位患者后来逐渐对继父产生了好感，尽力模仿他，尤其是在写作方面。这使得情况变得更加复杂。他会在清醒时阅读故事，然后想象这些故事是由继父撰写的。他还会在自慰时构思和编写故事，并为这些故事从未完成而感到遗憾，因为睡意总是会随之袭来。这些经历都没有明显影响他的症状，直到分析中的某个时刻，他以为德里医生对他不耐烦了，于是，一些新的东西浮现出来。

德里不仅让他想起了当年去父亲办公室时感受到的父亲的不耐烦，

也让他想起了母亲在晚上对父亲的态度。他突然第一次记起，父亲实际上根本不想在 2 点出门，而母亲为此很生气，强迫父亲出去，还斥责了父亲的不情愿。有时母亲会用亲吻或性行为来贿赂父亲，好让他快点离开。对于还是个小男孩的患者而言，这似乎是一种牺牲，而这些“恐怖之夜”正是他夜间症状的根源。德里分析道：“他被吓坏了，也被震慑了，他讨厌看到和听到这些，没办法去睡觉。”在这之后，患者在治疗中说，自己第一次完整地睡了一夜，没有在半夜醒来。

德里认为，这位年轻患者想到在白天睡觉就感到内疚，这份内疚其实是指向其夜间的苏醒的，但这种情绪被转移了，所以，他不觉得夜间苏醒是一个症状。因此，当他发现其他人都觉得半夜醒来很不正常的时候，深感惊讶。内疚感从夜晚转移到了白天，变成了对学业的担忧。德里谨慎地声明，这个案例是非典型的，因为大部分情况下，并不能为失眠找到这样精确的因果关系，失眠不是意义和经验的载体。但是，许多失眠案例的确符合这样的解释，失眠在特定的时间起到了特定的作用，又或者随着时间的推移，逐渐累积起各种不同的含义，后一种情况会使得治疗更加困难。

上述案例并不简单，这位年轻患者的夜半苏醒承载着他的几段人生经历，心理治疗必须慢慢梳理这些纠缠在一起的经历。虽然我们不能通过这个单一的案例来看待所有的失眠，但它给我们提供了清晰的思路。我们可以想一想梦是如何形成的：白天遗留下来的经验与无意识想法联系在一起，于是形成了梦。对于我们来说，从白天遗留下来的东西中最重要的是那些尚未处理的困扰，那些我们尚未完成、未结束、未解决或被打断的事情，一位 18 世纪的医生把它称为“今日遗憾”。这些遗憾当然都是人类生活中的基本特征，它们往往围绕着我们与他人的种种互动，因为这些感觉通常都与他人有关。

我们还没做好某项别人会来检查的工作，还没解决某个与他人之间的问题，还没回应某个他人对我们的要求……这些随处出现又无处不在的未尽事宜就像磁铁一样，把一系列无意识内容吸附过来，围绕着那些未开始、未完成、未解决的事情转个不停。正如弗洛伊德观察到的那样，当下未完成的工作与无意识中未解决的冲突和问题共享着同一个“主旨”。疏漏和未尽职责的罪恶被放大了，完美关联着我们因禁忌欲望而产生的罪恶感。于是，一种罪恶利用了另一种罪恶。

未尽事宜会让我们想起自己早就欠下、尚未还清的债，感觉上总是超出了实际累积的债务。我们可能会认为自己欠下了情债，无法还清，或者觉得自己选择了逃避，没有去做应该做的事情。那些晚上无法入睡的人经常在夜里清醒地想着自己应尽的义务和应做的事情，以及应该怎么做、应该如何为父母做得更多。他们不停地想着这些，以致无法入睡。如果睡眠是一种休息、一种逃离、一种义务的中止，或按照一位失眠症患者的说法，是“债务清算”，那么就像她接下来所说的：“我有什么资格睡觉呢？我怎么能忘记自己的债务？”对她而言，睡眠意味着原谅自己的所有过失，尤其是她与父母的分离。

治疗内疚

“睡眠债”这个说法的含义在这些年来一直改变着，而我们谈起它也并非偶然。这个说法起初是指，我们生命中 1/3 的时间都在睡觉，是为了消除清醒期间产生的一些债务。而现在，这个说法的含义变成了因为睡不够生命的 1/3，所以我们欠下了某种债务。克莱特曼在 1923 年发表的第一篇论文中提出了一个问题：“我们每天睡 8 小时或更久，这是不是对我们在其余时间保持清醒的最低刑罚？”这似乎是在说觉醒本身就是需要受到惩罚的。我想再次引用加伊·卢斯和尤利乌斯·谢加尔书中醒目的开篇：“只有一种肯定的方法可以彻底避免失眠……不要出生。”出生本身就带来了债务，因此许多人认为，这些债务只有在生了孩子后才能偿还。

一位患者患有顽固的长期失眠症，在进行了大量探索之后，他发现了失眠的源头。这位患者曾在公立学校接受教育，并在毕业考试后获得了一所国外大学的录取资格。父母无力支付他出国的学费，而他在国内选不到自己想学的专业。为了支持他的选择，母亲开始上夜班多赚钱，让儿子继续学业。这位患者最终完成了学业，并移民到了另一个国家。数年后，也就是现在，他在得知母亲患病的消息后突然出现了睡眠问题。

从一方面来说，这不是再自然不过的情况吗？儿子发现母亲病了，自己却身处另一个遥远的国家，于是因为担心母亲而无法入睡。然而事实并非完全如此。首先，患者在夜里清醒地躺在床上时，脑海里并没有想到母亲。其次，患者的失眠是在探望母亲回来的几周后开始的。在患者去探望母亲时，母亲说起自己是从上夜班的时候开始患病的。结果，儿子再也无法入睡了。母亲的病带来了债务问题：母亲曾经为他放弃了睡眠，如今，他便要承受母亲去世的可能性。他的失眠既是对母亲的认同（母亲为他上夜班），又是一种偿还。

所以，他哪有资格睡觉呢？我们再谈谈下一个案例。一位母亲的无心之言让女儿在之后几年间都无法入睡。这位母亲在一次家庭聚会上说道："孩子出生后的好几年，我都没怎么睡觉。"这明明是一句无心之语，但对女儿来说，这句话意味着"孩子又有什么资格睡觉呢"。女儿痛苦地意识到，母亲十分想睡个好觉，因为她常常说起自己渴望一夜安眠，而母亲把这与女儿的出生联系起来，就等于宣判了女儿一生的失眠。

在另一个案例里，一位患者描述道："我总是带着内疚感醒来，但又并不知道自己因何内疚，或是为谁内疚。”当我询问她时，她什么也想不出来：“我是怎么知道这个情绪是内疚的呢？我不知道，但那就是一种内疚。”在后来的一次治疗里，她想到了自己的母亲身份。刚怀孕时，她不敢告诉自己的母亲，因为母亲在几年前说过：“你没必要非得生孩子。”所以她不知道母亲对自己怀孕的消息会作何反应。“这就是内疚的源头，我不该生孩子。”她把母亲的话理解成了一种命令，无意识地认为，自己成为母亲是一件坏事，是对母亲的违逆。

我们会因此想到“幸存者内疚”的概念，也就是当其他人都死去时，幸存者会因为只有自己活下来而感到一种压力。例如在集中营里，幸存者的兄弟姐妹、伴侣、子女、父母可能都死去了，于是，幸存者便背负了“为什么不是我”这个沉重的问题。许多集中营幸存者都描述过这种内疚感。此外，从车祸到恐怖袭击的各种其他灾难的幸存者也谈到过这种感觉。尽管大部分人的生命中并没有过这样的坎坷与悲剧，但是丧亲之痛不是也能让我们产生类似的内疚吗？

人们往往会在父母去世后无法入睡，无论父母是多么平静地逝去的，无论人们提前多久就对死亡的到来做好了心理准备，但他们还是会因为自己幸存下来、没有替父母死去而产生内疚感。我们可能会觉得父母为我们放弃了太多东西，或者仅仅因为是父母把我们生下来的，便觉得亏欠他们。但无论如何，这种亏欠的感觉都不容忽视，就好像只要我们活下来了，与把自己带到这个世界上的人分离了，便会感到内疚。

子女经常认为，只有当自己变成父母的时候，才会拥有一直追求的独立，但其实等待着他们的却是漫漫的失眠之路。新生儿一定会对父母的睡眠造成影响，也会导致父母白天和晚上的时间安排都发生巨大的变化。但是，这是不是也和我们正在讨论的债有关呢？之前谈到过，我们经常听到关于惩罚的词汇：父母在晚上醒着，就像在受罚，仿佛婴儿的睡眠问题很容易被归咎为父母的缺陷。

人们不是也常常因为晚上忘记刷牙或卸妆而感到内疚吗？就好像偶尔一次遗忘会产生严重的后果。一位大学生说："只有一件事会妨碍我入睡，那就是刷牙。我并不是过度推崇口腔卫生，也不是害怕细菌，只是讨厌自己因为牙齿不干净而感到内疚。如果我不刷牙就睡觉，就要花费比平时更长的时间才能睡着，因为我不得不努力去忘记牙齿的事情，于是没办法放松地陷在枕头里。"我们就寝之前需要做的事情越来越多，于是疏忽大意的可能便越来越大，罪孽也变得越来越重。

数羊，这个最著名的入睡方法就是以遗忘的概念为核心的。尽管数羊很少有用，但它已成为摆脱清醒的代名词。正如华兹华斯[①]的诗句：

---

① 华兹华斯（William Wordsworth，1770—1850），英国浪漫主义诗人。下文诗句参考了诗译家屠岸译本。——译注

一群羊慢悠悠地走过近旁，
一只跟着一只；雨声淅沥，蜜蜂
嗡嗡叫；河流腾泻，大海，清风，
平野，湖面白蒙蒙，天空清朗；
这些，我想了又想，还是静躺
不眠。

诗人表达了数羊的徒劳，但数羊如此受欢迎，可能只是因为数绵羊的唯一目的是检查羊有没有丢。数羊的人就是要承担损失责任的人。

睡眠仪式微妙地扭转了这种责任。无论是刷牙、服用安眠药还是清除垃圾，我们都有必须执行的任务。就像人们曾经在睡前祈祷一样，我们通过执行例行的程序来逃避危险，找到一个既可以打开也可以关闭疏漏的可能性的新空间，就像是一种对内疚感的夜间治疗。正如上文案例中提到的学生患者所相信的那样，如果遗漏了这些职责，我们将会付出巨大的潜在代价。

于是，虽然我们无法解决生活中的大多数难题，但是可以通过睡前仪式为自己安排种种可以完成的任务，它们为我们的贪婪和暴食之罪，也就是那些关于“太多”的罪孽，提供了赦免。许多人在失眠时，清醒地躺在床上，为自己贪嘴吃下的布丁、甜品，喝下的第二杯和第三杯咖啡，或是一杯葡萄酒而斥责自己。我们梳理和放大这些日常的罪恶，把它们变成了过错的象征、自我折磨的根源。许多失眠者都描述过夜间的种种自责，要么是关于遗忘和失败，要么是关于那些本不该犯的错误。

这些关于睡眠的事务总是围绕着内疚和责备。正如哈特曼所观察到的那样，医生开具安眠药的处方，就相当于我们获得了来自像父母一样的权威人物的同意："可以睡觉了。"于是过错便得到了赦免。莎士比亚笔下"让我沉浸在遗忘之中"的亨利四世渴望入睡，而今天的床垫承诺我们一夜安眠。床垫广告总是会使用一种责备的语气："如果你睡不着，那就是床垫的错。"广告推销着"记忆棉"或"记忆床垫"，就好像我们必须记住或者忘记一些事情才能睡个好觉。这些睡眠产品和睡眠过程都展现着睡眠、良心以及内疚感之间的联系。

找回清白的良心

作家和哲学家早在精神分析学家之前就注意到，内疚不只有一种。有一种内疚是因为我们犯下了过错，还有另外一种更为结构性的内疚，会试图寻找和吸收错误的行为。也就是说，第二种内疚并非罪行的结果，而是会制造罪行。在希腊悲剧中，主角认为命运已经为自己安排好了某个剧本，并因此内疚。在《俄瑞斯忒亚》(*Oresteia*)，或索福克勒斯的忒拜剧[①]中，像阿伽门农和俄狄浦斯这样的角色被判承担先辈的诅咒。坦塔洛斯和拉伊俄斯的后代既是一条困扰整个家系的严厉诅咒的参与者，又是受害者。尽管剧作家用个人责任的问题扩展了故事，使之更加复杂化，但人的实际行为与其行动所依据的源头之间存在根本差异。

弗洛伊德和拉康都在关于内疚感的理论中阐述了这种差异。弗洛伊德起初认为，内疚感可能指向我们早期的性唤起体验。在一个层面上，这种内疚表明我们因为某种禁令而否定了自己的性欲；而在另一个层面上，内疚本身就是一种性欲，是一种让我们与性欲保持连接的方式。这也是为什么有些人只有在经历某种内疚或罪恶感时才能进入一段性关系。吸引他们的似乎更多是自己的内疚感，而非他们的伴侣。

弗洛伊德认为，我们会因为心理驱力而感到内疚，这是一种身体和心理上的紧迫感以及焦虑。追求满足会产生内疚感，但弗洛伊德补充说，他不相信无意识的内疚，因为情绪永远都不是无意识的。情感的来源可能是无意识的，但人们总是会在某种程度上感知到自己的情绪。于是，弗洛伊德不再讨论无意识的内疚感，而是代之以被惩罚的

① 索福克勒斯（Sophocles，前 495—406）的忒拜剧（Theban Plays）由《安提戈涅》《俄狄浦斯王》《俄狄浦斯在科罗诺斯》三部组成，之所以被称为“忒拜剧”，是因为它们讲的都是忒拜王室的故事。——译注

需要。这一发现与临床经验相吻合，也与大部分患者在初次心理治疗中都不太提到失眠相一致。弗洛伊德也放弃了禁令与内疚之间的联系，但有趣的是，他所有研究这一问题的学生都认同这样的关联。当我们违反或破坏法律时，似乎很显然会感到内疚，但这恰恰是人们争论的焦点。

至于第二种更具结构性的内疚，弗洛伊德在跨世代的交互中发现了这一点。在他讲述社会起源的平庸之作《图腾与禁忌》（*Totem and Taboo*）中，儿子们合伙杀死了父亲，得到了一直被后者独占的族群中的女人们。可是行动完成之后，他们却立刻被悔恨所淹没，并禁止自己触碰这些本来想解救的女性。在人类历史上，这种可怕的罪行和随之而来的悔恨代代传递，这代表罪恶感并非真的是个人行为的结果。

这恰恰是拉康感兴趣的那种内疚。他区分了不同的内疚：第一种内疚源于亲属关系，是我们在进入社会世界时所承担的基本债务；另一种内疚更具有现代性，是由于第一种内疚的债务被夺走产生的。第一种形式的内疚可以在古典悲剧中找到，在这种悲剧中，男女英雄们因为在亲族中所处的位置，不顾代价地实现自己的命运。从某种意义上说，这是一种与生俱来的债务，是绝对的和不可撤销的。但是，不再被命运支配的想法可能会引起第二种内疚。拉康认为，一旦命运的诉求不再可行，我们便无法走上原定的道路，我们的罪恶感可能会因此变得更重。

工作失败、学业受挫，或者失去生命中的其他机遇，的确与上文提到的丧失命运有关。但是，如果一个人成了家族里的第一个大学生、创业成功，或是超越了原本的阶层，那他或许也会产生扭转命运的罪恶感。尽管现代文化鼓励我们无视不公正的社会藩篱和偏见，努力追求梦想，但是，因为追求梦想而付出的代价可能是沉重的，就好像人们本没有权利选择另一条命运轨道。这就是为什么人们会在取得世俗意义上的“成功”后患上抑郁症，或者产生重大的工作失误。

对于第一种内疚感，克里斯托弗·诺兰（Christopher Nolan）翻拍的挪威导演埃里克·斯柯比约格（Erik Skjoldbjaerg）的惊悚片《失眠症》（*Insomnia*）是一个很好的例子。一名警探在追捕凶手时不小心开枪射死了同伴，而这在某种程度上对他有利，因为死去的警察正准备在内部调查中发表对他不利的证言。一名当地女警官负责撰写这桩意外的报告材料，她愿意签字结案，但警探坚持要求她先不要上报。实际上，弹壳可以证明致死同伴的子弹是从他而非凶手的枪中射出的。在电影的结尾，当他垂死时，女警官向他展示了自己发现的弹壳，并表示愿意销毁证据，但他竭尽全力阻止了对方。即使这样可能使他先前的逮捕失效，并完全毁掉他的名声，但他愿意承担自己的责任。

尽管这名警探在整部电影中都饱受失眠的困扰，但在最后一幕，他终于得以陷入彻底的沉睡。而在挪威原著中，女警官确实处理掉了可以作为证据的弹壳，警探离开了。诺兰坚持内疚感的本体性维度：

相比于释怀的情绪和保全名誉，承认真相更重要。出于这一原则，他让女警官在报告中呈上了弹壳。无论代价是什么，我们都必须遵从象征秩序（symbolic order）。电影的力量在于这两个层面的悲剧性同时发生：主角充满偶然性的生活，以及罪恶感必然无法逃避的象征世界的法则。内疚感再一次与无法入睡联系起来。

我们还可以想到电影《邮差总按两次铃》（*The Postman Always Rings Twice*）的结尾。主角弗兰克和情人科拉谋杀了科拉的丈夫，并将之伪装成一场简单的车祸。在一连串的勒索、误解和随之而来的错误中，几乎每个角色，甚至是猫，都犯下了或轻或重的罪行，内疚感不断在人与人之间传递。最终，科拉以将弗兰克卷入杀人案相威胁，弗兰克则承认自己想过要杀掉科拉。就在这一幕之后，他们在海中游了很远，科拉告诉弗兰克自己已经精疲力竭，无法回到岸上，如果弗兰克愿意，可以把她留下，任她死去。但弗兰克帮助科拉回到岸上，证明了自己对她的爱。在开车回家的路上，他们喜出望外。在二人接吻时，弗兰克失去了对汽车的控制，科拉在车祸中丧生。

事故被当局误判为犯罪，弗兰克被判处死刑。在最后一幕中，他绝望地询问牧师，科拉会不会觉得是他杀害了自己，会不会觉得他是有罪的。地方检察官打断了弗兰克，解释说，他应该将自己的命运理解为一种惩罚，并不是因为科拉的死，而是因为他们一起谋杀了科拉的丈夫，这既是正义的伸张，也是天谴。于是，弗兰克接受了判决。

他没有逃避，而是承担起罪恶感，因为他知道，只有当自己的功过被确定后，才能彻底闭上眼睛。在电影《失眠症》中，功过是人类的记录，在《邮差总按两次铃》中则是抽象和神学的。

但是，我们可以在玛格丽特·米德（Margaret Mead）著名的巴厘岛睡眠模式中找到反例。米德坚信，如果自己回家后发现男仆正在睡觉，那么一定有东西损坏或丢失了。同样，在法院，遭到最严厉指控的人通常会在板凳上熟睡。尽管许多人都质疑过米德的实地研究，但这种观察似乎是准确的，而且她的发现也在20世纪90年代之后的许多年里得到了重复验证。她将这些奇怪的小睡解释为“逃避式睡眠”，好像沉睡是焦虑的一种解药。而美国的模型则认为人是通过唤醒和警惕来应对困境的，这两种观点形成了鲜明的对比。

但是，是不是只有在一个人的罪行或错误被看到之后，睡眠才得以发生？就像《失眠症》中的空弹壳或《邮差总按两次铃》中的忏悔一样，让睡眠发生的是对罪行的包容，而不是压抑。毕竟，默默地知道一个人犯下了某种罪行或过失，同把罪行昭示天下之间有很大的不同。在临床上，我们都知道，罪犯往往在犯罪后无法入眠，在最终被定罪后却得以坦然入睡。影响睡眠的是对内疚感的社会认可。这样一来，我其实很好奇那些犯了罪但又洗脱了罪名或逃脱了审判的人处于怎样的状态。他们往往会再犯下第二次罪行，就好像自己必须得到惩罚，或者说必须让自己的罪恶感被人看到。政府往往会给入狱的罪犯提供心理治疗，但根据上文所述的逻辑来看，给逃脱罪名的人提供心理治疗似乎才是更合理的。

我不知道在接受和承认某些形式的内疚感方面，谈话疗法应该深入到什么程度。尽管谈话疗法的作用无可争辩，但是当原本可能被掩盖、遗忘或排除的罪恶感得到了承认和澄清，其公共性问题便一定会出现。例如，如果在心理治疗中，一名士兵承认自己在恐慌和混乱中开枪误杀了一名未武装的平民，或者一位医生回忆起数十年前的某个导致病人死亡的临床错误，那么此时谈话疗法应该做到什么程度呢？这样的事件难道不是已经超出了咨询室的私人空间吗？

当然，总是有一定形式的公共和半公共场所可以对此做出响应，比如法庭、支持小组、团体协会，尽管有时它们可能会出于一些社会和地理原因而无法实现。如果某些形式的内疚感可以在谈话疗法中被探索、识别或得到减轻，那么还有其他形式的内疚感需要另外一种空间。这不仅是对事实的简单供认，还是通过与他人对话进行的长期联系工作。正如布贝尔（Martin Buber）对陀思妥耶夫斯基（Dostoevsky）笔下的斯塔夫罗金（Stavrogin）[①] 的绝妙评析，供认本身常常与犯罪或同谋相联系。布伯写道："认罪的内容是真实的，但供认的行为是虚假的。"因此，他"就像犯下了其他罪行一样犯下了供认之罪"。

① 《群魔》中的一个角色。《群魔》是俄国作家陀思妥耶夫斯基创作的长篇小说。——译注

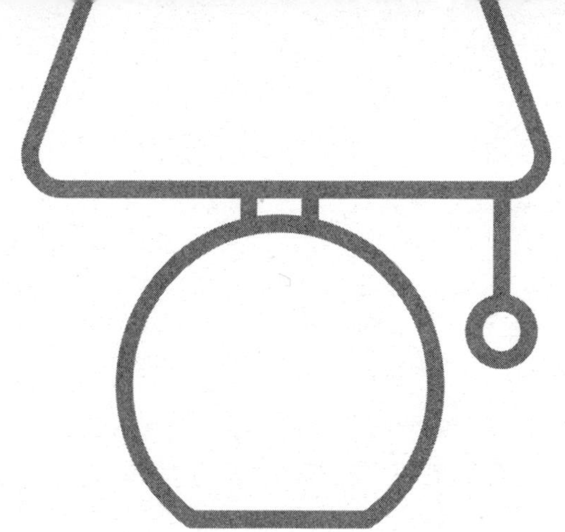

15

愿你安然入睡

WHY CAN'T WE SLEEP ?

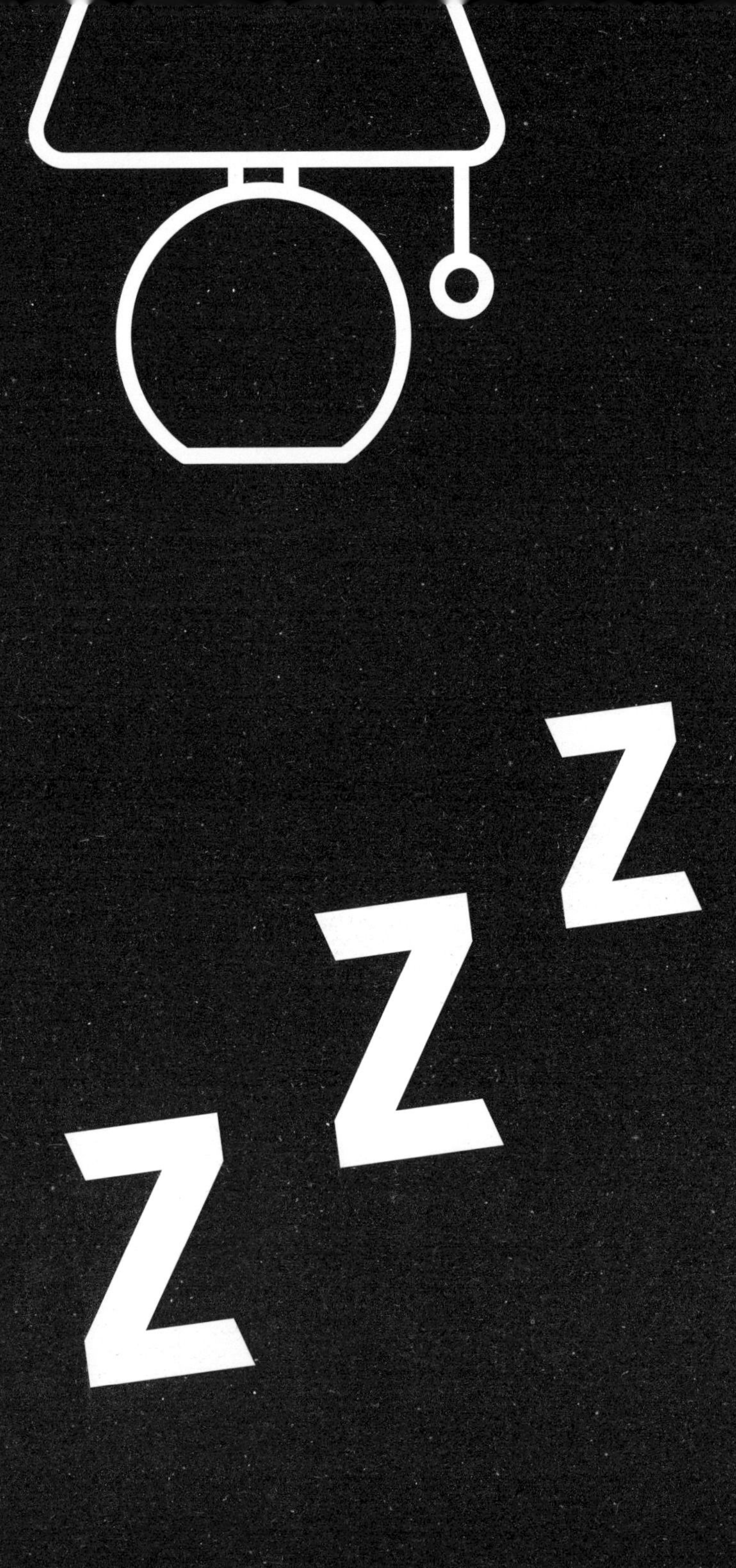
Z
Z
Z

那么，有了清白的良心之后，我们是不是终于能睡着了？如果无意识的心理生活中充满了性和暴力，一旦进入意识就肯定会被我们否认，那么，一夜安眠似乎是不可能的。再加上无意识中的心理债务会让我们需要内疚感，希望受到惩罚，情况便更加糟糕了。这不该归咎于宗教，因为我们正是自己最严厉的法官，而且如今正是一个到处充斥着评价的无情的时代。正如我们所见，无意识专注于我们在一天中有什么没做，有什么没完成，并对它们进行扭曲，以完成其自己的目标。考虑到这些复杂的因素，我们能睡着简直是个奇迹。

简单粗暴的 8 小时睡眠时间这个新近发明似乎和上述内容不符。2018 年，《卫报》（*The Guardian*）上的一幅漫画提到了对一种新型综合征的诊断标准，这种综合征的表现是相信自己已经做了所有应该做的事情。患者觉得自己已经大局在握，完成了所有必须完成的任务，可以划掉待办事项清单上的每一个条目。这种信念显然与现实脱节了，因此需要为这类症状寻找一个新的诊断标签来命名。尽管待办事项清单这种东西已经有几百年的历史了，但该漫画强调了当代信息社会向我们提出的连续不断、无穷无尽的要求，造成了每天的不安和压力。

在完全不可能完成所有任务的情况下，我们又收到了指示，要求我们愉快地睡足 8 小时，并在接下来的一天里充满活力。一定要谨慎对待这些要求，认识到自己能做到和不能做到的事。与现代生活的许多其他方面一样，规范标准与现实情况之间存在着鸿沟，而这道鸿沟为睡眠用品商人提供了生财之道，比如各种安眠药物、睡眠疗法、床垫、睡眠记录应用程序和设备，以及睡眠专家向银行和大型企业提供的昂贵建议。

所谓的 8 小时睡眠健康标准越盛行，不符合标准的睡眠就越多，睡眠障碍也就越多，人们就会承担更沉重的睡眠压力，而很多人可能根本没有条件睡够 8 小时。将睡眠作为一项要执行的任务，可能会使它更难以实现，所以我们需要认识到，碎片化的睡眠是常态，而非一种异常。碎片化的睡眠或许不利于健康，但追求无法实现的理想睡眠也可能是不利的。没有人真正测量过努力入睡但睡不着的感觉以及入睡失败的挫败感对我们的影响。

正如我们所看到的，睡眠意味着摆脱他人的要求，摆脱语言和言语的召唤。在入睡时，有时这个功能会突然变得醒目，我们要么会因为一些似乎很重要的荒谬文字或图像而醒来，要么恰恰相反，因为一些似乎与自己完全无关的东西醒来。语言会召唤我们，也会释放我们。一旦渡过了半梦半醒的中间地带，如果我们可以继续摆脱那些召唤，便得以入睡。最后，当我们醒来时，便会与语言重新连接。醒来甚至可以直接被定义为对召唤的开放。我们可以想一想电影和电视剧中那些叫人名字而没有得到回应的场景，无论角色的眼睛是睁着还是闭着，只要他们不对自己的名字做出反应，好像就相当于是睡着了。

快速眼动睡眠期间和觉醒状态下的脑电图存在相似之处，这看来并非偶然，而是因为我们无法在睡眠过程中完全排除干扰。梦会对那些困扰我们的欲望以及我们所经历的创伤和暴力进行伪装和加密，从而帮助我们。当加密失败，我们同无法接受的事物变得过于接近时，就会醒过来。大脑在睡眠中一直很忙，但我们还没有弄清楚大脑具体做了什么。上文提到的研究都表明，睡眠绝非一种天然的自然状态，它是被精心设计和创造的，总是容易受到破坏、缩减和干扰。

我们已经看到了人际关系对睡眠的重要性，但是我们与他人的亲近以及他人对我们的需求，也许在某种意义上意味着，完美的睡眠与人类生活是不相容的。有太多的东西会唤醒我们，甚至有人认为某种形式的失眠才是睡眠的基线。语言和思想不会在夜晚消失，无论钟表上显示着什么时间，复杂的人际依存关系网络都会继续发挥作用。如果事实真的如此，我们对睡眠的期待便应当改变了。

许多人发现两阶段睡眠的观念很有用。这样一来，当他们在夜间醒来时，就不会因为没有遵守 8 小时睡眠标准而恐慌了。他们意识到自己只是在做一件人类几个世纪以来一直在做的事情。他们可能不会急着重新入睡，而是选择等上一个 90 分钟的周期，等到了下一个该睡觉的时间点，睡眠就会变得容易了。当然，醒来的这段时间意味着什么将取决于各人的自身经历，并没有跟踪设备或测量设备可以告诉我们它是什么，一切都取决于当事人自己。正如人们经常指出的那样，失眠不是缺乏睡眠，而是对缺乏睡眠的抱怨。从这个意义上说，失眠症需要倾听。

如果两阶段睡眠模型可以得到正名，如果消除了对一觉到天亮的连续睡眠的限制，我们可能仍会警惕睡眠与解放的关系。毕竟，人们在谈话心理治疗中往往很后期才会提到自己的睡眠问题，甚至根本闭口不提，这真的是偶然的吗？正如许多失眠症患者所描述的，那些夜间清醒的时间是不是一种惩罚？无意识内疚是不是与我们在清醒时无法完成的任务、职责和互动有关？

两阶段睡眠已经出现很久了，远在我们提出一觉到天亮的连续睡眠要求之前。但是，这并不意味着它是一种自然的状态。与其把两阶段睡眠看作不可改变的生理睡眠节律，为什么不能把它看作人类主观性的破裂呢？打断睡眠的真的是自然节律吗？还是作家们几个世纪以来讨论的，根植于失眠世界的内疚之痛呢？或许两阶段睡眠期间的观望期一直都是内疚的表现。是这份内疚一直让我们醒着。安眠药丸可以缓解它，却永远无法消除它。

致谢

我的睡眠状况在刚开始写这本书的时候好了许多，但是在临近结束时又变得十分糟糕。与其他我所写过的主题相比，人们对于睡眠的了解真的少之又少。于是，我在无数个醒着的小时里试着去解决其中的矛盾和困难。我并不确定这本书到底解决了多少，但希望它启发了一些问题，搅动了一些思想，展现了我们真的需要多思考睡眠这件事，以及睡眠中到底发生了什么。对睡眠和梦，我们有着无尽的未知，它也无疑是一个激动人心的研究领域，可以借此阐明关于身心工作机制的潜在问题，以及身心交互的方式。

特别感谢帕特 · 布莱克特（Pat Blackett）、阿斯特丽 · 格赛特（Astrid Gessert）、奥尔加 · 格罗托娃（Olga Grotova）和迈克 · 维特科姆（Mike Witcombe）在研究方面提供的宝贵帮助，以及其他所有对本书有贡献的人：

Josh Appignanesi、Chloe Aridjis、Devorah Baum、Susie Boyt、Lina Brocchieri、David Corfield、Vincent Dachy、Marie Darrieussecq、Bryony Davies、Jean Duprat、Elanor Dymott、Camille Germanos、Anouchka Grose、Rachel Kneebone、Hanif Kureishi、Elliot Leader、Catherine Millot、Geneviève Morel、Susie Orbach、Boika Sokolova、Eleanor Tattersfield、Kristina Valendinova、Anabelle Vanier-Clement、Jay Watts。

还要感谢朱莉娅·卡恩（Julia Carne）、贝尔珍妮特·贾扎尼（Berjanet Jazani）、亚历山德拉·兰利（Alexandra Langley）、安妮·沃辛顿（Anne Worthington）和弗洛伊德分析与研究中心（Centre for Freudian Analysis and Research）的所有人，我们在 2017 年举行了一场生动有趣的关于失眠的会议。在哈米什·汉密尔顿出版社，编辑西蒙·普罗瑟（Simon Prosser）犀利又善良，赫米奥娜·汤姆森（Hermione Thomson）的评论对我都很有帮助，也很有启发性。威利代理公司的特雷西·博汉（Tracy Bohan）是你想拥有的最镇定、精明的经纪人，他让整个出版过程无比平稳顺利。还要感谢玛丽（Mary）、杰克（Jack）、艾里斯（Iris）和克莱姆（Clem）对这本书的看法，或者至少是对我写这本书的看法。我也要感谢你们容忍堆积成山的与睡眠有关的书籍、期刊、单行本和手册，容忍它们在家里的每个房间泛滥成灾。

注释和参考文献

01 待价而沽的睡眠

Sigmund Freud, *The Interpretation of Dreams* (1899), Standard Edition, Vol.4, London, Hogarth Press, 1953, p.229.

Herman Regelsberger, *Das Problem des Schlafes*, Berlin, Springer, 1933; Ulrich Ebbecke, 'Physiologie des Schlafes', in L. Adler et al., *Handbuch der normalen und pathologischen Physiologie*, Vol.17, Berlin, Springer, 1926; Paul Chauchard, *Le Sommeil et les états de sommeil*, Paris, Flammarion, 1947; Otto Marburg, *Der Schlaf*, Berlin, Springer, 1928; and Otto Pötzl, 'Der Schlaf als Behandlungsproblem', *in Der Schlaf*, ed. D. Sarason, Munich, Lehmann, 1929.

Patrick Sisson, 'The science (and business) of sleep', *Curbed*, 6 October 2016.

Ian Oswald, *Sleep*, Harmondsworth, Penguin, 1966.

Robert Aronowitz, *Making Sense of Illness*, Cambridge University Press, 1998.

Dagfinn Aune et al., 'Fruit and vegetable intake and the risk of cardiovascular disease, total cancer and all-cause mortality–a systematic review and dose-response meta-analysis of prospective studies', *International Journal of Epidemiology*, 46, 2017, pp.1029-56.

Andrew Boorde, 'A compendyous regyment or a dyetary of helthe' (1542), in H. J. Deverson, ed., *Journey into Night*, London, Leslie Frewin, 1966, p.173. Jon Mooallem, 'The sleep-industrial complex', *New York Times* magazine, 18 November 2007.

William Dement, *Some Must Watch While Some Must Sleep*, San Francisco, Freeman, 1972, p.4.

Robert McGraw and John Oliven, 'Miscellaneous therapies', in Silvano Arieti, ed., *American Handbook of Psychiatry*, 2, New York, Basic Books, 1959, pp.1442-1582.

Matthew Wolf-Meyer, *The Slumbering Masses*, University of Minnesota Press, 2012, p.147.

02 什么是失眠

Kenton Kroker, *The Sleep of Others and the Transformations of Sleep Research*, University of Toronto Press, 2007.

ibid., and Tiago Moreira, 'Sleep, health and the dynamics of biomedicine', *Social Science and Medicine*, 63, 2006, pp.54-63.

Gay Luce and Julius Segal, *Insomnia*, New York, Doubleday, 1966; Dieter Riemann et al., 'European guideline for the diagnosis and treatment of insomnia', *Journal of Sleep Research*, 26, 2017, pp.675-700.

Kroker, *The Sleep of Others*, op. cit.

A. RogerEkirch, *At Day's Close*, New York, Norton, 2005; Benjamin Reiss, *Wild Nights*, New York, Basic Books, 2017; and Wolf-Meyer, *The Slumbering Masses*, op. cit.

Nathaniel Kleitman, *Sleep and Wakefulness as Alternating Phases in the Cycle of Existence*, University of Chicago Press, 1939.

Nathaniel Kleitman and Theodore Engelmann, 'Sleep characteristics of infants', *Journal of Applied Physiology*, 6, 1953, pp.269-82.

Eyal Ben-Ari, 'Sleep and night-time combat in contemporary armed forces', in Brigitte Steger and Lodewijk Brunt, eds. *Night-Time and Sleep in Asia and the West*, London, Routledge, 2003, pp.108-26.

Isabelle Rioux et al., 'Time estimation in chronic insomnia sufferers', *Sleep*, 29, 2006, pp.486- 93; and C. S. Fichten et al., 'Time estimation in good and poor sleepers', *Journal of Behavioral Medicine*, 28, 2005, pp.537-53.

Gayle Green, *Insomniac*, University of California Press, 2008, pp.270-72.

Bernd Feige et al., 'The microstructure of sleep in primary insomnia', *International Journal of Psychophysiology*, 89, 2013, pp.171-80.

Peter Stearns et al., 'Children's sleep: sketching historical change', *Journal of Social History*, 30, 1996, pp.345-66.

Thomas Anders and Pearl Weinstein, 'Sleep and its disorders in infants and children: a review', in Stella Chess and Alexander Thomas, eds., *Annual Progress in Child Psychiatry and Child Development 1973*, New York, Brunner/Mazel, 1974, pp.377-95.

Matthew Walker, *Why We Sleep*, London, Allen Lane, 2017, pp.107 and 301.

Steven Lockley and Russell Foster, *Sleep*, Oxford University Press, 2012, p.91.

Rachel Carey and Kiran Sarma, 'Impact of daylight saving time on road traffic collision risk: a systematic review', *BMJ Open*, 7, 2017, e014319.

03 睡一觉还是睡两觉?

E. P. Thompson, 'Time, work-discipline and industrial capitalism', *Past & Present*, 38, 1967, pp.56-97; and Vanessa Ogle, *The Global Transformation of Time, 1870-1950*, Harvard University Press, 2015.

Walter Benjamin, *The Arcades Project*, Cambridge, Mass., Belknap Press of Harvard University Press, 1999, p.737.

Russell Foster and Leon Kreitzman, *Rhythms of Life*, London, Profile, 2004.

Wolf-Meyer, *The Slumbering Masses*, op. cit., p.165.

Ekirch, *At Day's Close*, op. cit.

Craig Koslofsky, *Evening's Empire: A History of the Night in Early Modern Europe*, Cambridge University Press, 2011.

Ekirch, *At Day's Close*, op. cit., and 'The modernization of Western sleep: or, does insomnia have a history?', *Past & Present*, 226, 2015, pp.149-92.

Sasha Handley, *Sleep in Early Modern England*, Yale University Press, 2016, p.151.

ThomasWehr, 'In short photoperiods, human sleep is biphasic', *Journal of Sleep Research*, 1, 1992, pp.103-7.

Reiss, *Wild Nights*, op. cit., pp.34-7.

04 把自己关掉

Paul Glennie and Nigel Thrift, *Shaping the Day: A History of Timekeeping in England and Wales 1300–1800*, Oxford University Press, 2009, and the critique by Jonathan Martineau, 'Making sense of the history of clock time, reflections on Glennie and Thrift's Shaping the Day ', *Time & Society*, 26, 2017, pp.305-20.

Jonathan Crary, *24/7: Late Capitalism and the Ends of Sleep*, London, Verso, 2013.

Ogle, *The Global Transformation of Time*, op. cit.; and Kevin Birth, 'Time and the biological consequences of globalization', *Current Anthropology*, 48, 2007, pp.215-36.

Henry Ford, *My Life and Work* (1922), London, Heinemann, 1931, p.24.

Steger and Brunt, eds. *Night-Time and Sleep in Asia and the West*, op. cit.

Brigitte Steger, 'Negotiating sleep patterns in Japan', in ibid., pp.65-86; and Simon Williams et al., 'Medicalisation or customisation? Sleep, enterprise and enhancement in the 24/7 society', *Social Science and Medicine*, 79, 2013, pp.40-47.

Margaret Wise Brown, *Goodnight Moon*, New York, Harper, 1947.

First Psychology Scotland, *The Impact of Technology on Work/Life Balance and Wellbeing*, Edinburgh, 2015; Judy Wajcman et al., 'Families without borders: mobile phone connectedness and work-home divisions', *Sociology*, 42, 2008, pp.635-52; and Judy Wajcman et al., 'The impact of the mobile phone on work/life balance', *AMTA*, June 2007.

Erving Goffman, *Asylums*, New York, Doubleday, 1961.

05 拒绝复杂

Chloe Aridjis, 'Insomnia begins in the cradle: creating a narrative', presented at CFAR conference, London, 8 July 2017.

Ernest Hartmann, *The Sleeping Pill*, Yale University Press, 1978, p.1.

Walker, *Why We Sleep*, op. cit., pp.7 and 26.

Luce and Segal, *Insomnia*, op. cit.

Ruth Leys, 'How did fear become a scientific object and what kind of object is it?', *Representations*, 110, 2010, pp.66-104.

Ruth Leys, *From Guilt to Shame: Auschwitz and After*, Princeton University Press, 2007, p.142.

Nikolas Rose, *Governing the Soul*, London, Routledge, 1990.

Walker, *Why We Sleep*, op. cit., pp.246-7.

06 什么是睡眠

Frances Deri, 'Symposium on neurotic disturbances of sleep', *International Journal of Psychoanalysis*, 23, 1942, pp.49-68.

Ekirch, 'The modernization of Western sleep: or, does insomnia have a history?', op. cit.; Eluned Summers-Bremner, *Insomnia: A Cultural History*, London, Reaktion Books, 2008; and Lee Scrivner, *Becoming Insomniac*, New York, Palgrave Macmillan, 2014.

Scrivner, *Becoming Insomniac*, op. cit., pp.18 and 169.

Sleeplessness, *British Medical Journal*, September 1984, p.719 quoted in Karen Beth Strovas, 'The vampire's night light: artificial light, hypnagogia and quality of sleep in Dracula ', *Critical Survey*, 27, 2015, pp.50-66.

Georgie Byng, Hampstead Theatre, 18 March 2018.

Édouard Claparède, 'Esquisse d'une théorie biologique du sommeil', *Archives de Psychologie*, 4, 1905, pp.245-359. See also Henri Piéron, *Le Problème Physiologique du sommeil*, Paris, Masson, 1913; and R. D. Gillespie, *Sleep and the Treatment of its Disorders*, London, Baillière, Tindall & Cox, 1929.

M. R. Opp, 'Cytokines and sleep', *Sleep Medicine Reviews*, 9, 2005, pp.355-64; M. R. Opp and J. M. Krueger, 'Sleep and immunity: a growing field with clinical impact', *Brain, Behavior, and Immunity*, 47, 2015, pp.1-3; Sarah Geiger et al., 'Chrono-immunology: progress and challenges in understanding links between the circadian and immune systems', *Immunology*, 146, 2015, pp.349-58; and Brice Faraut et al., 'Immune, inflammatory and cardiovascular consequences of sleep restriction and recovery', *Sleep Medicine Reviews*, 16, 2012, pp.137-49.

Eugene Aserinsky, 'The discovery of REM sleep', *Journal of the History of the Neurosciences*, 5, 1996, pp.213-27. 阿瑟林斯基贬低了在自己之前观察到快速眼动睡眠的研究者，声称他们观察到的是慢速眼动而非快速眼动。他引用了莱德（Trumbull Ladd）在论文中提到的"眼球在眼窝中缓慢地转动"（Trumbull Ladd, 'Contribution to the Psychology of Visual Dreams', *Mind*, 1, 1892, pp.299-304），但实际上莱德在这篇论文中很清楚地提到过"快速运动"，还做出了扫描的假设。在另一篇文章中，也曾指出眼动是做梦的信号，可以通过脑电图侦测出来，并区分了两种不同的睡眠：Edmund Jacobson, *You Can Sleep Well*, New York, Whittlesey House, 1938, p.264. Ian Oswald, *Sleeping and Waking*, Amsterdam, Elsevier, 1962, p.35; David Metcalf et al., 'Ontogenesis of spontaneous

K-complexes', *Psychophysiology*, 8, 1971, pp.340-47; C. H. Bastien et al., 'EEG characteristics prior to and following the evoked K-complex', *Canadian Journal of Experimental Psychology*, 54, 2000, pp.255-65; Birendra Mallick and Shojiro Inoué, eds., *Rapid Eye Movement Sleep*, New York, Marcel Dekker, 1999.

Carole Marcus et al., eds., *Sleep in Children*, 2nd edn, New York, Informa, 2008.

Giuseppe Moruzzi and Horace Magoun, 'Brain stem reticular formation and activation of the EEG', *Electroencephalography and Clinical Neurophysiology*, 1, 1949, pp.455-73; Wilse Webb, ed., *Sleep: An Active Process*, Glenview, Ill, Scott, Foresman and Company, 1973.

Eugene Aserinsky and Nathaniel Kleitman, 'Regularly occurring periods of eye motility, and concomitant phenomena, during sleep', *Science*, 118, 1953, pp.273-4.

Dement, *Some Must Watch While Some Must Sleep*, op. cit., p.25.

Zelda Teplitz, 'An electroencephalographic study of dreams and sleep', Masters Thesis, University of Chicago, 1943.

Kroker, *The Sleep of Others*, op. cit., p.286.

Louise Whiteley, 'Resisting the revelatory scanner? Critical engagements with fMRI in popular media', *BioSocieties*, 7, 2012, pp.245-72; Sarah de Rijcke and Anne Beaulieu, 'Networked neuroscience: brain scans and visual knowing at the intersection of atlases and databases', in Catelijne Coopmans et al., eds., *Representation in Scientific Practice Revisited*, Cambridge, Mass., MIT Press, 2014, pp.131-52; Anne Beaulieu, 'Images are not the (only) truth: brain mapping, visual knowledge and iconoclasm', *Science, Technology, & Human Values*, 27, 2002, pp.53-86; and Kelly Joyce, *Magnetic Appeal: MRI and the Myth of Transparency*, Cornell University Press, 2008.

07 睡眠与记忆

M. P. Denisova and N. L. Figurin, 'Periodic occurrences in the sleep of children', *New Work in Reflexology and Physiology of the Nervous System*, Vol.2, State Psychoneurological Academy and State Reflexology Institute of Brain Research, Leningrad, 1926, pp.338-45.

G. E. Müller and A. Pilzecker, 'Experimentelle Beiträge zur Lehre vom Gedächtniss', *Zeitschrift für Psychologie und Psychologie der Sinnesorgane*, Supplement 1, Leipzig, Barth, 1900.

Walker, *Why We Sleep*, op. cit., pp.111 and 114; Larry Squire et al., 'Memory consolidation', *Cold Spring Harbor Perspectives in Biology*, 7, 2015, a021766; and H. Freyja ÓlafsdÓttir et al., 'The role of hippocampal replay in memory and planning', *Current Biology*, 28, 2018, R37-R50. See also Robert Vertes and Kathleen Eastman, 'The case against memory consolidation in REM sleep', *Behavioral and Brain Sciences*, 23, 2000, pp.867-76; Robert Vertes and J. M. Siegel, 'Time for the sleep community to take a critical look at the purported role of sleep in memory processing', *Sleep*, 28, 2005, pp.1228-9; and Marcos Frank and Joel Benington, 'The role of sleep in memory consolidation and brain plasticity: dream or reality?', *The Neuroscientist*, 12, 2006, pp.1-12.

Jocelyn Small, *Wax Tablets of the Mind: Cognitive Studies of Memory and Literacy in Classical Antiquity*, London, Routledge, 1997; and Frances Yates, *The Art of Memory*, University of Chicago Press, 1966. See also Claudia In furchia, *La*

Mémoire entre neurosciences et psychanalyse, Toulouse, Érès, 2014.

Leys, *From Guilt to Shame*, op. cit.

Primo Levi, *The Drowned and the Saved*, New York, Simon and Schuster, 1989, p.38, quoted in Leys, *From Guilt to Shame*, op. cit.

Walker, *Why We Sleep*, op. cit., pp.122-3.

Frederic Bartlett, *Remembering*, Cambridge University Press, 1932.

Leslie Dwyer and Degung Santikarma, 'Posttraumatic politics: violence, memory, and biomedical discourse in Bali', in Laurence Kirmayer et al., eds. *Understanding Trauma*, Cambridge University Press, 2007, pp.403-32.

Francis Crick and Graeme Mitchison, 'The function of dream sleep', *Nature*, 304, 1983, pp.111- 14; Walker, *Why We Sleep*, op. cit., pp.45, 120 and 217; and G. Tononi and C. Cirelli, 'Sleep and the price of plasticity', *Neuron*, 81, 2014, pp.12-34.

08 难逃创伤

Herman Witkin and Helen Lewis, 'The relation of experimentally induced presleep experiences to dreams', *Journal of the American Psychoanalytic Association*, 13, 1965, pp.819-49, and 'Presleep experiences and dreams', in Herman Witkin and Helen Lewis, eds., *Experimental Studies of Dreaming*, New York, Random House, 1967, pp.148-201.

Dwyer and Santikarma, 'Posttraumatic politics', op. cit.

K. C. Hyams et al., 'War syndromes and their evaluation: from the US Civil War to the Persian Gulf War', *Annals of Internal Medicine*, 125, 1996, pp.398-405; Ruth Leys, *Trauma: A Genealogy*, University of Chicago Press, 2000; and

Allan Young, *The Harmony of Illusions: Inventing Post-Traumatic Stress Disorder*, Princeton University Press, 1995.

R. J. McNally et al., 'Psychophysiological responding during script-driven imagery in people reporting abduction by space aliens', *Psychological Science*, 15, 2004, pp.493-7.

Darian Leader, *The New Black: Mourning, Melancholia and Depression*, London, Hamish Hamilton, 2008, pp.75-84.

StoryCorps Oral History Project.

P. Lavie and H. Kaminer, 'Dreams that poison sleep: dreaming in Holocaust survivors', *Dreaming*, 1, 1991, pp.11-2.

Hugo Schwerdtner, in Meeting of the Vienna Psychoanalytic Society, 23 October 1907, in Herman Nunberg and Ernst Federn, eds., *Minutes of the Vienna Psychoanalytic Society*, 1, New York, International Universities Press, 1962, p.219.

09 研究做梦

W. Dement and N. Kleitman, 'The relation of eye movements during sleep to dream activity: an objective method for the study of dreaming', *Journal of Experimental Psychology*, 53, 1957, pp.339-46; L. Jacobs et al., 'Are the eye movements of dreaming sleep related to the visual images of dreams?', *Psychophysiology*, 9, 1972, pp.393-401; and John Herman et al., 'Evidence for a directional correspondence between eye movements and dream imagery in REM sleep', *Sleep*, 7, 1984, pp.52-63.

Dement, *Some Must Watch While Some Must Sleep*, op. cit.

S. N. Graven and J. V. Browne, 'Sleep and brain development: the critical role of sleep in fetal and early neonatal brain development', *Newborn and Infant Nursing Reviews*, 8, 2008, pp.173-9.

Susan Weiner and Howard Ehrlichman, 'Ocular motility and cognitive process', *Cognition*, 4, 1976, pp.31-43.

J. Antrobus et al., 'Eye movements accompanying daydreaming, visual imagery, and thought suppression', *Journal of Abnormal Psychology*, 69, 1964, pp.244-52.

Donald Goodenough, 'Dream recall: history and current status of the field', in Arthur Arkin et al., eds., *The Mind in Sleep*, Hillsdale, Lawrence Erlbaum, 1978, pp.113-42; John Herman et al., 'The problem of NREM dream recall re-examined', in ibid., pp.59-96; Edward Wolpert, 'Two classes of factors affecting dream recall', *Journal of the American Psychoanalytic Association*, 20, 1972, pp.45-58; and the review in Milton Kramer, *The Dream Experience*, New York, Routledge, 2012, pp.33-50.

Allan Rechtschaffen and Paul Verdone, 'Amount of dreaming: effect of incentive, adaptation to laboratory, and individual differences', *Perceptual and Motor Skills*, 19, 1964, pp.947-58.

Tore Nielsen, 'A review of mentation in REM and NREM sleep: "covert" REM sleep as a possible reconciliation of two opposing models', in Edward Pace-Schott et al., eds., *Sleep and Dreaming*, Cambridge University Press, 2003, pp.59-74.

Joe Kamiya, 'Slow and rapid eye movements during Stage 1 sleep', *Association for the Psychophysiological Study of Sleep*, 1963 (unpublished). William Dement, 'Psychophysiology of Sleep and Dreams', in Silvano Arieti, ed., *American*

Handbook of Psychiatry, 3, New York, Basic Books, 1966, pp.290-32.

Donald Goodenough, 'Some recent studies of dream recall', in Witkin and Lewis, eds., *Experimental Studies of Dreaming*, op. cit., pp.128-47; and Arthur Shapiro et al., 'Gradual arousal from sleep: a determinant of thinking reports', *Psychosomatic Medicine*, 27, 1965, pp.342-9.

M. A. Pessah and H. p.Roffwarg, 'Spontaneous middle ear muscle activity in man: a rapid eye movement sleep phenomenon', *Science*, 178, 1972, pp.773-6; and H. Roffwarg et al., 'The middle ear muscles: predictability of their phasic activity in REM sleep from dream material', *Sleep Research*, 4, 1975, p.165.

Allan Rechtschaffen et al., 'Interrelatedness of mental activity during sleep', *Archives of General Psychiatry*, 9, 1963, pp.536-47.

Arthur Arkin et al., 'Post-hypnotically stimulated sleep-talking', *Journal of Nervous and Mental Disease*, 142, 1966, pp.293-309.

David Foulkes, 'Dream reports from different stages of sleep', *Journal of Abnormal and Social Psychology*, 65, 1962, pp.14-25; and the review in David Foulkes, 'Dream Research: 1953–1993', *Sleep*, 19, 1996, pp.609-24. See also Corrado Cavallero et al., 'Slow wave sleep dreaming', *Sleep*, 15, 1992, pp.562-6.

R. T. Pivik, 'Tonic states and phasic events in relation to sleep mentation', in Arkin et al., eds., *The Mind in Sleep*, op. cit. pp.245-71.

Joel Benington, 'Why we believe what we believe about REM-sleep regulation', in Mallick and Inoué, eds., *Rapid Eye Movement Sleep*, op. cit., pp.393-401.

Oswald, *Sleep*, op. cit., p.72.

Morton Reiser, 'Reflections on interpretation of psychophysiologic experiments', *Psychosomatic Medicine*, 23, 1961, pp.430-39.

Dement and Kleitman, 'Cyclic variations of EEG during sleep and their relation to eye movements, body motility, and dreaming', *Electroencephalography and Clinical Neurophysiology*, 9, 1957, pp.673-90. 通过改进测量工具，还可以记录到大量的活动。Bill Baldridge et al., 'The concurrence of fine muscle activity and rapid eye movements during sleep', *Psychosomatic Medicine*, 27, 1965, pp.19-26.

Jacobson, *You Can Sleep Well*, op. cit., pp. 199 and 264.

Oswald, *Sleeping and Waking*, op. cit., p.199.

L. Palm et al., 'Sleep and wakefulness in normal preadolescent children', *Sleep*, 12, 1989, pp.299-308, and I. Karacan et al., 'Erection cycle during sleep in relation to dream anxiety', *Archives of General Psychiatry*, 15, 1966, pp.183-9.

Thomas Anders, 'An overview of recent sleep and dream research', *Psychoanalysis and Contemporary Science*, 3, 1974, pp.449-69.

10 梦的解析

Sigmund Freud, *The Interpretation of Dreams*, Standard Edition, Vol.5, London, Hogarth Press, 1953, p.553.

Ancel Keys et al., *The Biology of Human Starvation*, University of Minnesota Press, 1950.

Freud, *The Interpretation of Dreams*, op. cit., Vol.4, pp.123-4.

Pierre Bruno, *Qu' est-ce que rêver?*, Toulouse, Érès , 2017. See also the review of analytic work on dreams in Kramer, *The Dream Experience*, op. cit.

Dement, *Some Must Watch While Some Must Sleep*, op. cit., p.53.

Freud, *The Interpretation of Dreams*, op. cit., Vol.5, p.581.

Walker, *Why We Sleep*, op. cit., p.202.

Sigmund Freud, 'Remarks on the Theory and Practice of Dream-Interpretation' (1923), in *The Ego and the Id and Other Works*, Standard Edition, Vol.19, London, Hogarth, 1961, p.112.

Edmund Bergler, 'An enquiry into the "material phenomenon"', *International Journal of Psychoanalysis*, 16, 1935, pp.203-18.

Freud, *The Interpretation of Dreams*, op. cit., Vol.5, pp.509-11.

Jacques Lacan, *The Seminar XI: The Four Fundamental Concepts of Psychoanalysis* (1964), ed. J.-A. Miller, London, Hogarth, 1977, pp.57-60.

Lawrence Kubie, 'The concept of dream deprivation: a critical analysis', *Psychosomatic Medicine*, 24, 1962, pp.62-5; and Lawrence Kubie, in Heinz von Foerster, ed., *Cybernetics: Transactions of the Eighth Conference, March 15-16, 1951*, New York, Josiah Macy, Jr. Foundation, 1952, p.94.

Ekkehard Othmer et al., 'Encephalic cycles during sleep and wakefulness in humans: a 24 hour pattern', *Science*, 164, 1969, pp.447-9; and Gordon Globus, 'Rapid eye movement cycle in real time', *Archives of General Psychiatry*, 15, 1966, pp.654-9.

von Foerster, ed., *Cybernetics*, op. cit., p.92.

A. Fuchs and F. C. Wu, 'Sleep with half-open eyes (physiologic lagophthalmus)', *American Journal of Ophthalmology*, 31, 1948, pp.717-20.

Oswald, *Sleeping and Waking*, op. cit., p.46.

David Foulkes and S. Fleischer, 'Mental activity in relaxed wakefulness', *Journal of Abnormal Psychology*, 84, 1975, pp.66-75.

Martin Grotjahn, 'The process of awakening', *The Psychoanalytic Review*, 29,

1942, pp.1-19.

Viktor Frankl, *Man's Search for Meaning*, New York, Washington Square Press, 1963, p.45.

11 睡梦与语言

John Cosnett, 'Charles Dickens and Sleep Disorders', *The Dickensian*, 93, 1997, pp.200-204.

Scrivner, *Becoming Insomniac*, op. cit., p.115.

Joseph Collins, *Sleep and the Sleepless*, New York, Sturgis & Walton, 1912.

Buster V. Dachy, *The Crumpled Envelope*, London, Ma Bibliothèque, 2017.

Darian Leader, 'The voice as psychoanalytic object', *Analysis*, 12, 2003, pp.70-82; and Darian Leader, *What is Madness?*, London, Hamish Hamilton, 2011, pp.156-69.

Eugen Kogon, *The Theory and Practice of Hell*, New York, Farrar, Straus and Cudahy, 1950, p.78.

Ruth Weir, *Language in the Crib*, The Hague, Mouton, 1962.

Sigmund Freud, *Introductory Lectures on Psycho-Analysis* (1915–16), Standard Edition, Vol.15, London, Hogarth, 1961, p.88.

Jan Linschoten, 'On falling asleep' (1952), in J. J. Kockelmans, ed., *Phenomenological Psychology*, Vol.103, Dordrecht, Springer, 1987, pp.79-117.

Andreas Mavromatis, *Hypnagogia*, London, Routledge & Kegan Paul, 1987.

Emil Froeschels, 'A peculiar intermediary state between waking and sleep', *Journal of Clinical Psychopathology*, 7, 1946, pp.825-33.

H. Fischgold and S. Safar, 'États de demi-sommeil et images hypnagogiques', in Pierre Wertheimer, ed., *Rêve et conscience*, Paris, PUF, 1968, pp.187-98; Robert Ogilvie, 'The process of falling asleep', *Sleep Medicine Reviews*, 5, 2001, pp.247-70.

12 学会睡觉

Simon Williams, *Sleep and Society*, London, Routledge, 2005, p.69.

Maurice Merleau-Ponty, *The Phenomenology of Perception* (1945), London, Routledge & Kegan Paul, 1962, pp.189-90.

M. Mirmiran and S. Lunshof, 'Perinatal development of human circadian rhythms', *Progress in Brain Research*, 111, 1996, pp.217-26; and S. Lunshof et al., 'Fetal and maternal diurnal rhythms during the third trimester of normal pregnancy: outcomes of computerized analysis of continuous 24-hour fetal heart rate recordings', *American Journal of Obstetrics and Gynecology*, 178, 1998, pp.247-54.

K. Nishihara et al., 'The development of infants' circadian rest-activity rhythm and mothers' rhythm', *Physiology & Behavior*, 77, 2002, pp.91-8; S. Y. Tsai et al., 'Mother-infant activity synchrony as a correlate of the emergence of circadian rhythm', *Biological Research for Nursing*, 13, 2011, pp.80-88; and Karen Thomas et al., 'Maternal and infant activity: analytic approaches for the study of circadian rhythm', *Infant Behavior & Development*, 41, 2015, pp.80-87.

B. L. Goodlin-Jones et al., 'Night waking, sleep-wake organization, and self-soothing in the first year of life', *Journal of Developmental and Behavioral Pediatrics*, 22, 2001, pp.226-33; and L. Tikotzky and A. Sadeh, 'Sleep patterns and sleep disruptions in kindergarten children', *Journal of Clinical Child Psychology*,

30, 2001, pp.581-91.

Kleitman and Engelmann, 'Sleep characteristics of infants', op. cit.; Theodor Hellbrügge, 'Ontogénèse des rythmes circardiairies chez l'enfant', in Julian de Ajuriaguerra, ed., *Cycles biologiques et psychiatrie*, Geneva, Georg, 1968, pp.159-83; Hellbrügge, 'The development of circadian rhythms in infants', *Cold Spring Harbor Symposia on Quantitative Biology*, 25, 1960, pp.311-23; Theodor Hellbrügge, 'The development of circadian and ultradian rhythms of premature and full-term infants', in Lawrence Scheving, et al., eds., *Chronobiology*, Tokyo, Shoin, 1974, pp.339-41; Claire Beugnet-Lambert, 'Les rythmes de l'enfant de la naissance à l'adolescence', in Pierre Leconte et al., eds., *Chronopsychologie: rythmes et activités humaines*, Presses Universitaires de Lille, 1988, pp.133-59; S. Coons and C. Guilleminault, 'Development of sleep-wake patterns and non-rapid eye movement sleep stages during the first six months of life in normal infants', *Pediatrics*, 69, 1982, pp.793-8.

Eugene Aserinsky and Nathaniel Kleitman, 'A motility cycle in sleeping infants as manifested by ocular and gross bodily activity', *Journal of Applied Physiology*, 8, 1955, pp.11-18.

Nathaniel Kleitman, 'Basic rest-activity cycle–22 years later', *Sleep*, 5, 1982, pp.311-17.

Sanford Gifford, 'Sleep, time, and the early ego', *Journal of the American Psychoanalytic Association*, 8, 1960, pp.5-42; and Sanford Gifford, 'The prisoner of time', *Annual of Psychoanalysis*, 8, 1980, pp.131-54.

T. Moore and L. Ucko, 'Night waking in early infancy: Part I', *Archives of Disease in Childhood*, 32, 1957, pp.333-42.

Marshall Haith et al., 'Expectation and anticipation of dynamic visual events by 3.5-month-old babies', *Child Development*, 59, 1988, pp.467-79.

René Spitz, 'Some early prototypes of ego defenses', *Journal of the American Psychoanalytic Association*, 9, 1961, pp.626-51; René Spitz et al., 'Further prototypes of ego formation', *Psychoanalytic Study of the Child*, 25, 1970, pp.417-41; René Spitz, 'Relevancy of direct infant observation', *Psychoanalytic Study of the Child*, 5, 1950, pp.66-73.

Joan Lynch and Eugene Aserinsky, 'Developmental changes of oculomotor characteristics in infants when awake and in the "active state of sleep"', *Behavioural and Brain Research*, 20, 1986, pp.175-83; and Eugene Aserinsky et al., 'Comparison of eye motion in wakefulness and REM sleep', *Psychophysiology*, 22, 1985, pp.1-10.

A. Kahn, et al., 'Sleep characteristics and sleep deprivation in infants, children and adolescents', in *WHO Technical Meeting on Sleep and Health*, Bonn: WHO Regional Office for Europe, 2004, pp.38-61.

Robert Debré and Alice Doumic, *Le Sommeil de l'enfant*, Paris, PUF, 1959, p.77.

Naomi Ragins and Joseph Schachter, 'A study of sleep behavior in two-year-old children', *Journal of the American Academy of Child Psychiatry*, 10, 1971, pp.464-80.

R. E. Scantlebury et al., 'The effect of normal and hypnotically induced dreams on the gastric hunger movements of man', *Journal of Applied Psychology*, 26, 1942, pp.682-91.

Roy Whitman, 'Remembering and forgetting dreams in psychoanalysis',

Journal of the American Psychoanalytic Association, 11, 1963, pp.752-74; and Whitman et al., 'The physiology, psychology, and utilization of dreams', *American Journal of Psychiatry*, 124, 1967, pp.287-302.

Dement, *Some Must Watch While Some Must Sleep*, op. cit., p.65.

Jacques Lacan, *Le Séminaire, Livre IV: La Relation d'objet* (1956–7), ed. J.-A. Miller, Paris, Seuil, 1994, pp.181-3.

Hartmann, *The Sleeping Pill*, op. cit., p.132.

Ronald Harper et al., 'Effects of feeding on state and cardiac regulation in the infant', *Developmental Psychobiology*, 10, 1977, pp.507-17. See also Leconte et al., *Chronopsychologie*, op. cit. For a conflicting view, see p.Salzarulo et al., 'Sleep patterns in infants under continuous feeding from birth', *Electroencephalography and Clinical Neurophysiology*, 49, 1980, pp.330-36.

Avi Sadeh, *Sleeping Like a Baby*, Yale University Press, 2001, p.65.

R. Emde et al., 'Stress and neonatal sleep', *Psychosomatic Medicine*, 33, 1971, pp.491-7.

Christina Hardyment, *Dream Babies: Child Care from Locke to Spock*, London, Cape, 1983.

Tom Harrisson, 'Obscure nervous effects of air raids', *British Medical Journal*, April 1941, pp.573-4.

Oswald, *Sleeping and Waking*, op. cit., p.158.

Nikolaas Tinbergen, *The Study of Instinct*, 2nd edn, Oxford, Clarendon Press, 1969, p.210.

Spitz et al., 'Further prototypes of ego formation', op. cit.

13 醒来

Oskar Jenni and Bonnie O'Connor, 'Children's sleep: an interplay between culture and biology', *Pediatrics*, 115, 2005, pp.204-16; and Stearns et al., 'Children's sleep: sketching historical change', op. cit.

Anna Freud, *Normality and Pathology in Childhood*, London, Hogarth, 1965.

Isabel Paret, 'Night waking and its relation to mother-infant interactions in nine-month-old infants', in Justin Call et al., eds., *Frontiers of Infant Psychiatry*, New York, Basic Books, 1983, pp.171-7; M. M. Burnham et al., 'Nighttime sleep-wake patterns and self-soothing from birth to one year of age: a longitudinal intervention study', *Journal of Child Psychology and Psychiatry*, 43, 2002, pp.713-25.

Mark Kanzer, 'The communicative function of the dream', *International Journal of Psychoanalysis*, 36, 1955, pp.260-6.

Matthew Wolf-Meyer, 'Where have all our naps gone? Or Nathaniel Kleitman, the consolidation of sleep, and the historiography of emergence', *Anthropology of Consciousness*, 24, 2013, pp.96-116.

Kleitman, 'Basic rest-activity cycle–22 years later', op. cit., pp.311-17.

Gifford, 'The prisoner of time', op. cit., pp.131-54; Paul Fraisse et al., 'Le rythme veille-sommeil et l'estimation du temps', in Julian de Ajuriaguerra, ed., *Cycles biologiques et psychiatrie*, op. cit., pp.257-65; Edith Bone, *Seven Years Solitary*, London, Hamish Hamilton, 1957, p.115; P. M. van Wulfften Palthe, 'Time sense in isolation', *Psychiatria, Neurologia, Neurochirurgia*, 71, 1968, pp.221-41; and J. A. Vernon and T. E. McGill, 'Time estimations during sensory deprivation', *Journal of General Psychology*, 69, 1963, pp.11-18.

Michel Siffre, *Beyond Time*, London, Chatto & Windus, 1965.

J. Cotter Hirschberg, ‘Parental anxieties accompanying sleep disturbance in young children’, *Bulletin of the Menninger Clinic*, 21, 1957, pp.129-39. See also *The Nervous Child*, 8, 1949.

Marie Darrieussecq, ‘Darling insomnia’, paper given at CFAR conference, London, 8 July 2017.

Green, *Insomniac*, op. cit., p.1.

14 内疚难眠

Handley, *Sleep in Early Modern England*, op. cit.

Jean Delumeau, *Sin and Fear: The Emergence of a Western Guilt Culture, 13th–18th Centuries*, New York, St Martin’s Press, 1990.

Thomas Nashe, *The Terrors of the Night*, London, William Jones, 1594, p.4.

George Herbert, ‘The Church-porch’, LXXVI, *The Temple*, Cambridge, 1633.

William Bouwsma, *A Usable Past: Essays in European Cultural History*, Berkeley, University of California Press, 1990, pp.19-73.

Franz Kafka, *Letters to Milena*, London, Vintage, 1999, p.22.

Martha Wolfenstein and Nathan Leites, *Movies: A Psychological Study*, New York, Free Press, 1950, p.200.

Samuel Tissot, *An Essay on the Disorders of People of Fashion*, London, 1771, p.38.

Nathaniel Kleitman, ‘Studies in the physiology of sleep’, *American Journal of Physiology*, 66, 1923, p.67, quoted in Kroker, *The Sleep of Others*, op. cit., p.216.

Hartmann, *The Sleeping Pill*, op. cit., p.136.

15 愿你安然入睡

M. West, 'Ancestral curses', in Jasper Griffin, ed., *Sophocles Revisited: Essays Presented to Sir Hugh Lloyd-Jones*, Oxford University Press, 1999, pp.31-45.

Sigmund Freud, *Totem and Taboo*, (1913), in *Totem and Taboo and Other Works*, Standard Edition, Vol.13, London, Hogarth, 1955, pp.1-161; Sigmund Freud, *Civilisation and Its Discontents* (1930), in *The Future of an Illusion, Civilisation and its Discontents, and Other Works*, Standard Edition, Vol.21, London, Hogarth, 1961, pp.64-145; Herman Nunberg, 'The sense of guilt and the need for punishment', *International Journal of Psychoanalysis*, 7, 1926, pp.420-33.

Jacques Lacan, *The Seminar of Jacques Lacan, Book VIII, Transference* (1960–61), ed. J.-A. Miller, Cambridge, Polity, 2015, p.302.

Margaret Mead and Frances Macgregor, *Growth and Culture*, New York, Putnam's, 1951, p.96; see also Carol Worthman and Melissa Melby, 'Toward a comparative developmental ecology of human sleep', in Mary Carskadon, ed., *Adolescent Sleep Patterns*, Cambridge University Press, 2004, pp.69-117.

Martin Buber, 'Guilt and guilt feelings', *Psychiatry*, 20, 1957, pp.114-29.

译后记

最宏大的集体失眠或许是马尔克斯在《百年孤独》中创造的席卷整个马孔多镇的失眠症。在这个故事中，可怖的失眠在镇上蔓延，随之而来的还有无法抵抗的遗忘。在翻译本书时，正值新冠肺炎疫情在全球肆虐，它似乎也带着一股马孔多失眠症的气势，只不过这个病症并不吞噬记忆，而是让人发热乏力，甚至死去。

作为业余译者，我很荣幸能获得翻译此书的机会。作者的语言精练、逻辑缜密，在翻译的过程中，我不得不添加一些连词来让句子变得通顺。修改之后，有的地方读起来依旧有些磕磕绊绊，像舌头里进了碎石子。因为翻译能力实在有限，译本中或许有些言语颇为别扭，值得推敲，这些难受之处，希望读者尽量原谅我。

这是一本从各个角度分析睡觉和想睡觉而不得的书。作者先是从社会层面入手，剖析了资本主义是如何伤害了人们的睡眠，又贩卖疗愈伤口的种种药材，并因此赚得盆满钵满的。随后，作者探讨了睡眠与梦的机制；接着又把目光转到个体，介绍了一些关于失眠的具体案例，以及社会、文化与宗教是如何让我们因压力或内疚而睡不着的。其中，作者着重阐述了内疚这一情绪。依照书中的观点，从我们出生开始，父母便倾向于因婴儿的睡眠问题感到焦虑或内疚，这些情绪会以种种方式作用在我们身上。而在长大后，来自外界的种种期待和要求似乎永远无法满足，我们因为自己做得不够多、不够好而内疚。潜意识和意识层面的内疚夺去了我们一夜安眠的机会。

尽管我只是一名业余的翻译，却是一名专职的心理咨询师，所以，此书中关于情绪以及精神分析等诸多内容都引发了我许多的感触。很多寻求心理咨询的人都经历过失眠的困扰，我的爱人以及身边的有些朋友也曾被它折磨。直到迎来失眠之前，我们可能都不知道原来睡觉如此辛苦，就像必须在各种各样的痛苦里熬过，才明白幸福并非易事。在翻译本书期间，我的爱人刚好出于工作上的原因经常整夜辗转反侧，与之相对的是每晚安然入梦的我。他羡慕我蒙头大睡的福气，这恰巧印证了书中所说的“失眠的人往往希望与身边的某个人睡得一样好，或者一样多”。

感谢原作者对失眠的探究，感谢编辑给我的机会，感谢在翻译期间帮助我的朋友和我的爱人。或许真正能让我们安眠的是温暖的关系与恒稳的爱，而非昂贵的床垫与安眠药丸。如果你没有任何睡眠困难，愿这本书为你呈现了一些关于睡眠的新视角；如果你正被失眠困扰，愿这本书让你少一些困扰，要是它让你“昏昏欲睡”了，也不失为一种对症下药的独特功效。

无论如何，我真诚地把这句话送给阅读这本书的大家：祝你今夜睡得好。